お口爽やかに！　そして健康に

八重垣　健　著

わかば出版

目　次

第1章　お口爽やかですか？ 3

第2章　爽やかな息で健康増進 15

第3章　なぜ日本人は口が醜いのか？ 23

第4章　爽やかな息を作る 29

第5章　定期健診でお口爽やかに健康に 45

第1章　お口爽やかですか？

お口を爽やかに感じたことありますか？

　歯磨きをすると「爽やか」に感じますが、数分もすれば「爽やか」ではなくなります。

　日頃、気にしない口の中ですが、もし1日中「爽やか」だとしたら、どんなに清々しい1日となるでしょう。

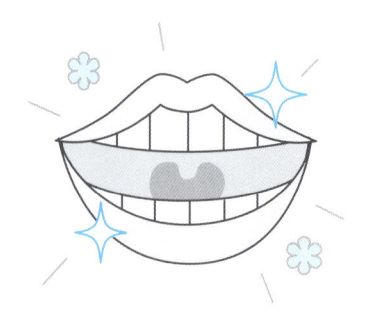

　お口を爽やかにすれば、健康を増進することさえ可能です。この本では、お口を「爽やか」にして体も心も健康になる方法をご紹介します。

　お口を爽やかにするには、まずは「口臭」を追放しないといけません。口臭・体臭は、他人から最も嫌がられる原因の1つです。口臭が強い人には歯周炎（歯槽膿漏）が多いので、口臭予防には歯周炎予防が必要です（**図1**）。

　しかし、多くの日本人は多分、自分の口臭に気づいていません。科学的には、半数以上の人に口臭があるはずですが、日本人の15％し

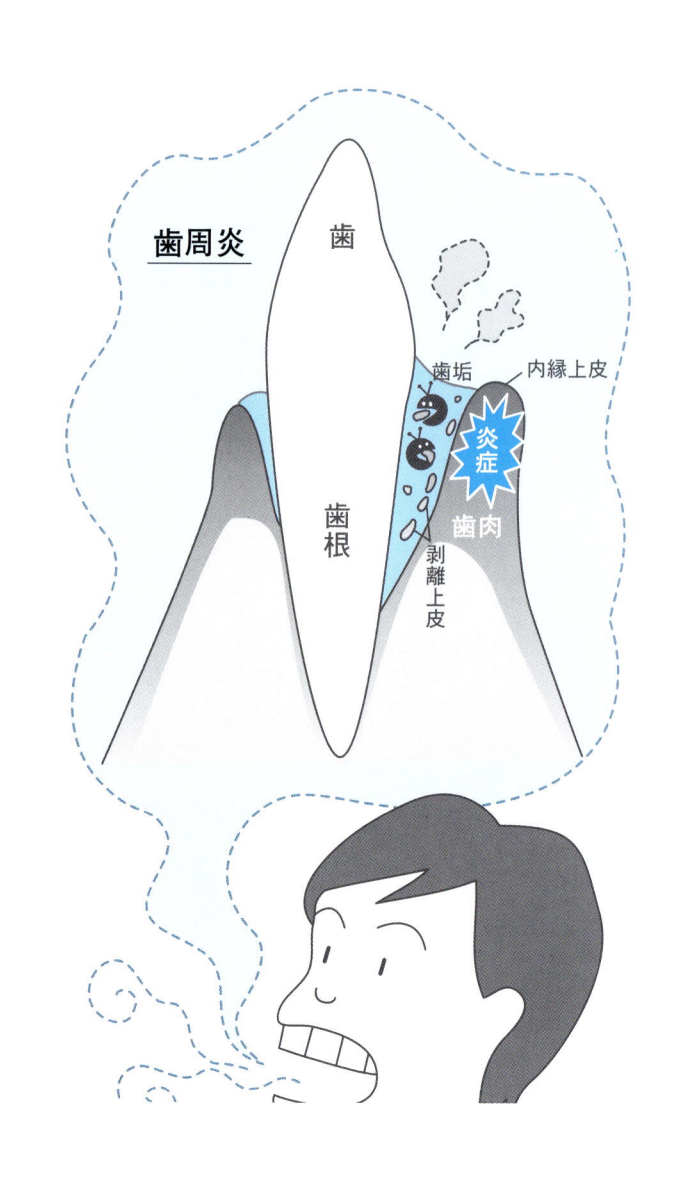

1. 1年に1〜2回、歯石をとりましょう.
2. 食後の歯磨き・糸楊枝（フロス）あるいは歯間ブラシを忘れずに.

図1　歯周炎予防の2カ条

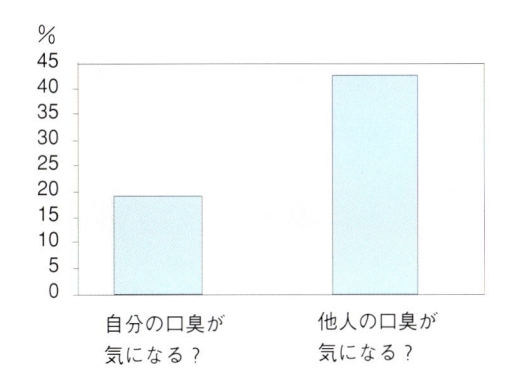

図2　口臭が気になりますか？（2,389名の18〜22歳の女性を調査.（八重垣ら、1998)

か「自分の口臭」に気づいていません（平成11年保健福祉動向調査）。若い女性では若干増え19%、ところが面白いことに他人の口臭が気になる女性は一挙に43%に増えます（**図2**）。人の口臭は気になるのに「自分の口臭」に気づかない人が多いのです。自分の口臭は気づかないので、知らないうちに、お友達から嫌がられているかもしれません。

イヤではありませんか？　こんな形で人から嫌がられるのは。

理想的な上司は「お口が爽やか」

2006年10月16日の「ボスの日」に、外資系企業がOL305名を対象に「理想的な上司」について調査しました。理想的な上司は「仕事ができる人」、次に「性格が良い

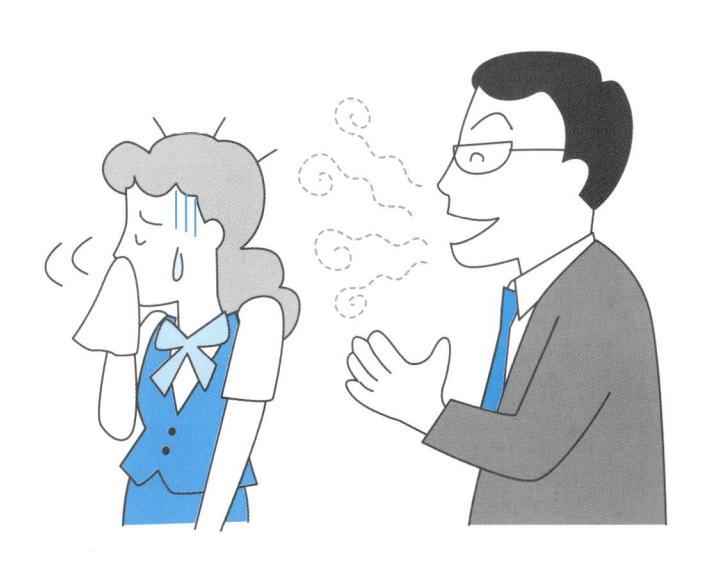

理想の上司に当てはまるのは、どんな人ですか？

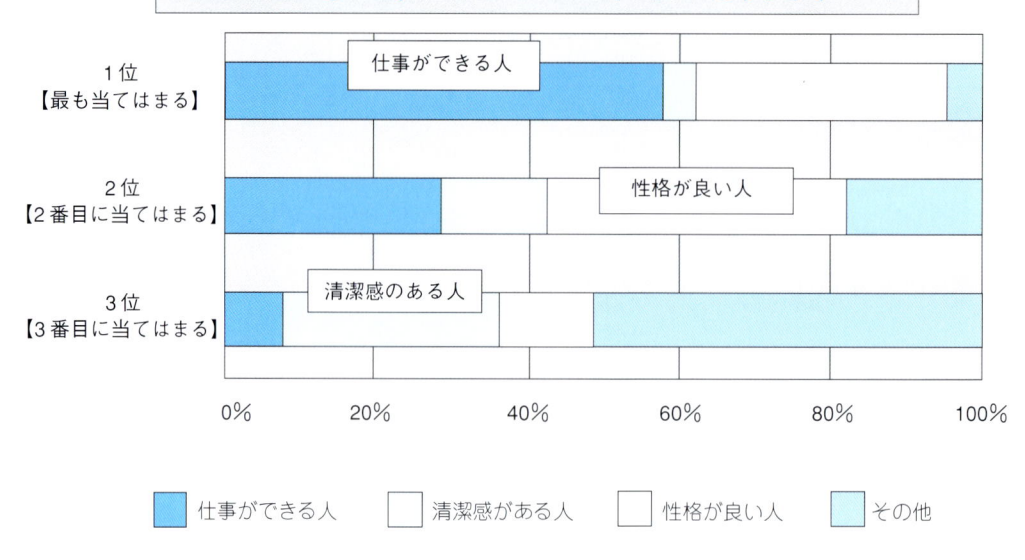

1位【最も当てはまる】：仕事ができる人
2位【2番目に当てはまる】：性格が良い人
3位【3番目に当てはまる】：清潔感のある人

凡例：仕事ができる人／清潔感がある人／性格が良い人／その他

図3 「上司に関するアンケート調査―理想の上司―」（2006年10月16日ボスの日）
（ジョンソン＆ジョンソン日本法人ヤンセンファーマ実施、全国の20～30代のOL305名を対象）

上司の身だしなみについて、どんなところが気になりますか？

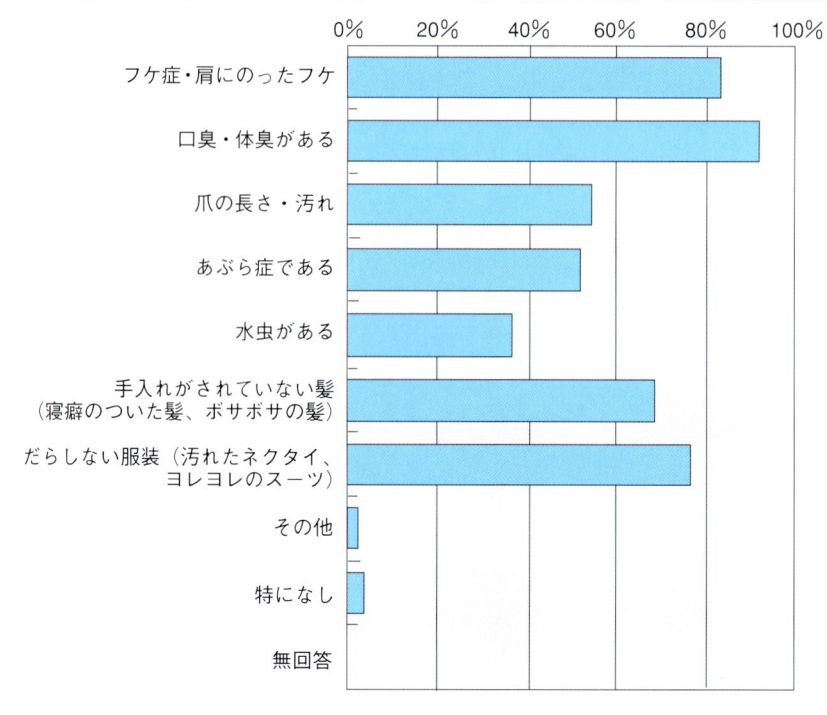

- フケ症・肩にのったフケ
- 口臭・体臭がある
- 爪の長さ・汚れ
- あぶら症である
- 水虫がある
- 手入れがされていない髪（寝癖のついた髪、ボサボサの髪）
- だらしない服装（汚れたネクタイ、ヨレヨレのスーツ）
- その他
- 特になし
- 無回答

図4 「上司に関するアンケート調査―上司の身だしなみ―」（2006年10月16日ボスの日）
（ジョンソン＆ジョンソン日本法人ヤンセンファーマ実施、全国の20～30代のOL305名を対象）

人」そして「清潔感のある人」だそうです（**図3**）。上司が理想的な人物であっても身だしなみは気になるか？　聞いてみましたら、約9割のOLは気になると答えました。そこで、上司の身だしなみについて、「どんなところが気になるか」聞いてみました。するとトップは「口臭・体臭」です。日本人には体臭は少ないので、実質的には「口臭」ばかりでしょう（**図4**）。

日本人の口臭

　ある調査では日本人の20％以上に口臭があるとの結果が出ています。少ない理由は、口臭を1日中調べたわけではないためです。1日調べれば、理論的には半数ぐらいの人が口臭を持っていると考えられます。

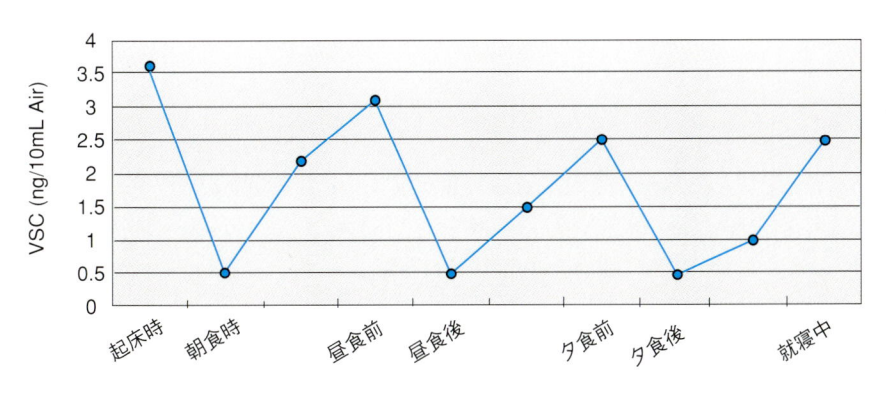

図5　1日の口腔内VSCの変化

a）日周期変化

　1日の口臭のリズムを**図5**に示しました。朝起きてすぐの口臭が最も強いのです。食事をして歯を磨くと口臭が減り、次の食事まで増えてきます。後述しますが、実は歯磨きによる口臭減少はごくわずかです。食事による減少の方がずっと大きく、朝食抜きは最大の口臭の原因となります。朝食は何を食べても良いということはありません。流動性の高い食事（流動食）よりも固形物の方が、口臭の原因である舌苔を予防する

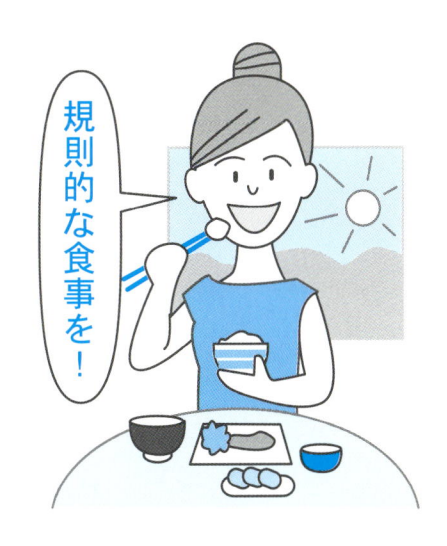

ことが経験的に確かめられています。規則正しい食事が大切です。

　また、午後より午前中、とくに昼食前の口臭が高いとの報告があります。昼食前は要注意です。ですから午前中のティータイム・コーヒータイムは、気分をリフレッシュするばかりか、口臭を予防してお口も爽やかにしてくれます。

b）自分の口臭に気づかない日本人

　図2にも示したように、他人の口臭が気になる人は4割以上もいるのに対し、自分の口臭に気づいている人は2割もいません。自分の口臭は気にしない日本人です。「人の振り見て、わが振り直す」が美徳だった日本人ですが、少々残念なデータです。

　口臭を、自分で調べる方法を図6に示しました。ところが実際は、口臭有り無しの判断でさえ難しいのです。なぜなら、自分の鼻で自分の口臭を24時間嗅いでいるからです。すると「臭い順応」といって臭いに慣れ、臭いがわからなくなります。たとえば

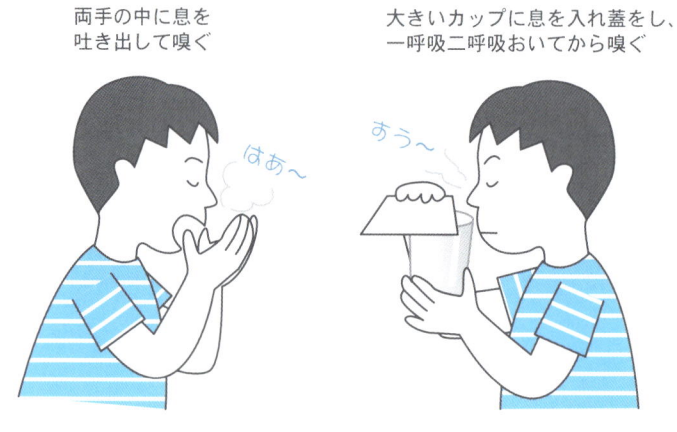

図6　自分で口臭を調べる

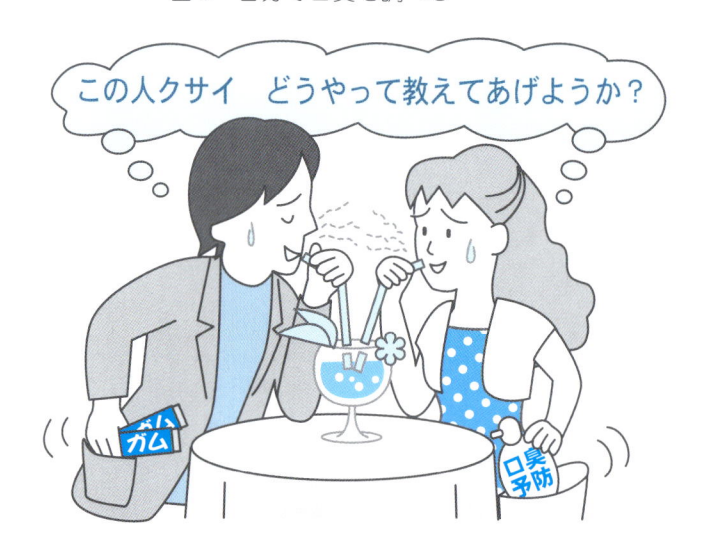

自分の体臭は自分ではわかりません。これと同じです。ですから、**図6**のような方法で調べても誤りが多いでしょう。ある研究では「自分で口臭があると信じるグループと、口臭が無いというグループに分けて口臭測定をしたところ、口臭には差が無かった」と報告しています。

したがって、自分の判断は信用できません。かといって、毎回誰かに口臭をかいでもらうというわけにもいきません。ですから、いつも口臭があると考え、常々「口臭予防に心がける」べきでしょう。

口臭症の分類

口臭症には数々の種類がありますが、長い間未分類でした。そこで1999年、日本人研究者らが明らかにし、口臭症分類ができました。今では英語版・仏語版も作られ世界で認められています（**図7**）。

口臭に気づかない人が多い一方、逆に、口臭が無いのに「口臭が有る」と誤解する患者さんも少なくありません。すなわち、ちょっとした勘違いや気にし過ぎ、あるいは社会恐怖症などが原因で「口臭の無い口臭患者さん」がいます。

```
Ⅰ. 真性口臭症
  1. 生理的口臭
  2. 病的口臭
     ①口腔由来の病的口臭
     ②全身由来の病的口臭
Ⅱ. 仮性口臭症
Ⅲ. 口臭恐怖症
```

図7　口臭症の分類

そこで、これらを分ける意味で、実際に口臭のある真性口臭症、口臭の無い仮性口臭症・口臭恐怖症に分類します（p.13参照）。ほとんどすべての方は、真性口臭症に属します。真性口臭症はさらに生理的口臭、病的口臭に分けられ、病的口臭は、口腔由来の病的口臭と全身由来の病的口臭に分けることができます。日本人では、歯周炎が原因の病的口臭が多いのが特徴です。

全身由来の病的口臭では、俗に「胃が悪いと口臭が出る」と信じられていますが、これは一種の迷信で、胃食道逆流症や進行胃癌などで時々見られるぐらいです。鼻や喉の病気でも時々臭いが出てくることもありますが、これも少なく、口臭のほとんどは生理的口臭か歯周炎が原因の病的口臭です。

a) 生理的口臭と病的口臭

生理的口臭と病的口臭は同数ぐらいとする報告があります。ところが45歳以上で歯周炎を有している人は少なくとも4割～5割います（平成17年歯科疾患実態調査）。実際は「口腔由来の病的口臭」が多いようです。

「口腔由来の病的口臭」はほとんどが歯周炎由来の口臭で、非常に強く嫌な臭いがします。理由は、歯周炎の息には、悪臭が非常に強いメチルメルカプタンが多いためです。

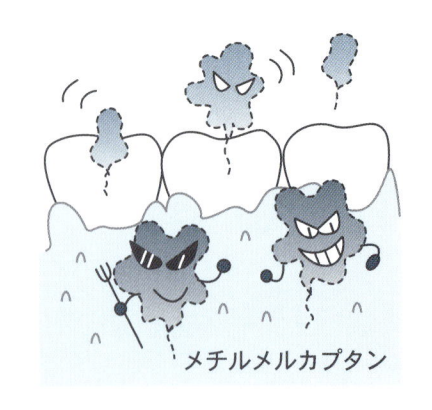

b) 女性の生理周期と口臭

昔から、女性の生理と口臭には関係があるように言われています。図8に示したように、排卵中、生理中、そして両者の間で口臭が強くなります。ただし全員がこのパターンをとるというわけではなく、ある人は排卵中だけ、ある人は生理中だけ、またはその両者とか、いろいろなパターンがあります。正直なところ、個々の女性の口臭パターンを調べて予防するのは不可能です。ベストの予防方法は、日頃から口臭予防をして「お口爽やか」を維持するしかありません。

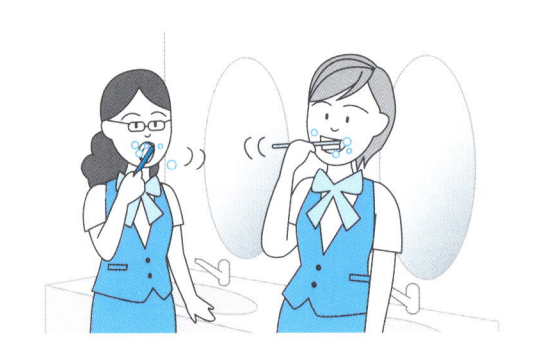

お口を清掃してバイ菌を減らす、ある

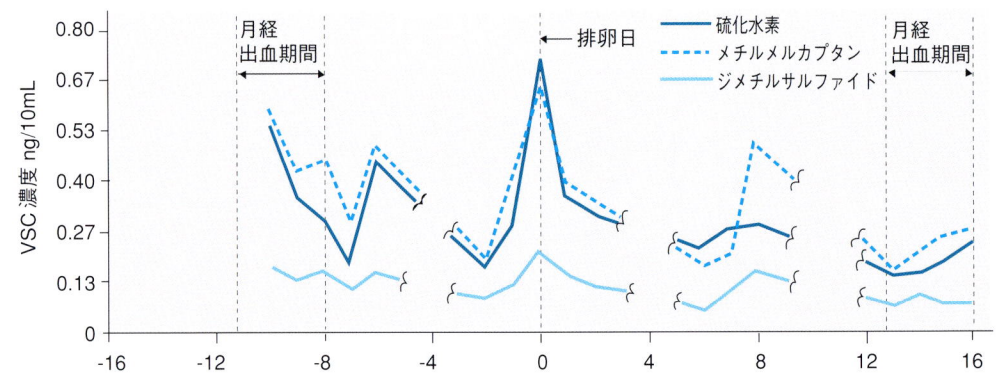

月経周期には12種類あり、黄体ホルモンと口臭の関係が強い。大別して3種類の口臭サイクルが認められた。
（Tonzetich 他、J Int Med Res、1978年）

図8　生理周期と口臭

いは舌苔がたまらないようにする。すなわち、日頃からの「お口爽やか」習慣が重要です。

口臭の原因物質

息の中には100種類以上のガスが含まれています。

主な口臭物質として広く認められているのは、図9に示した揮発性硫黄化合物（VSC；Volatile Sulfur Compounds）のグループです。インドール、スカトール、フェノール、カダベリンそしてアンモニアなども口臭物質といわれます。しかし、主な物質ではありません。多分、臭いの性質を変える成分だろうと推察されています。人によって、口臭の臭いの種類が異なります。VSC成分の比率により変わってきます。他の成分が混じって異なった口臭になるというわけです。

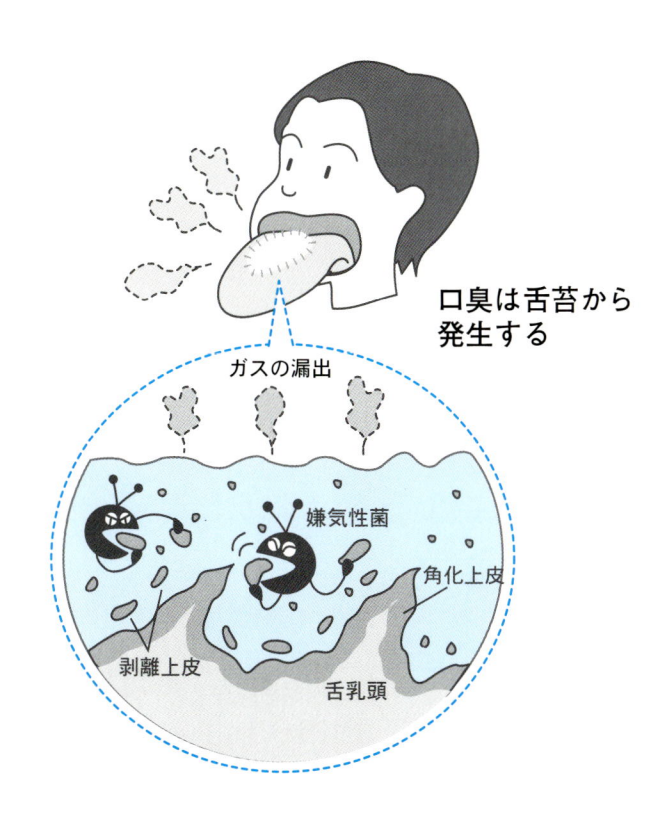

硫化水素　H_2S
メチルメルカプタン　CH_3SH
ジメチルサルファイド　$(CH_3)_2S$

図9　口臭物質；揮発性硫黄化合物

口臭は舌苔から発生する

ガスの漏出
嫌気性菌
角化上皮
剥離上皮
舌乳頭

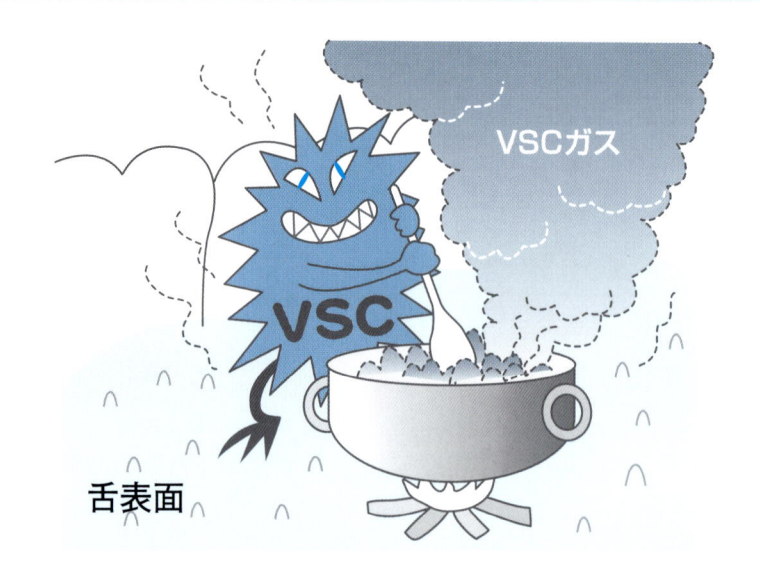

口臭物質VSCはどこから発生?

　口臭物質VSCの約6割は舌の表面から産生されます。舌苔や舌乳頭(舌表面の短い微小な突起)の間隙に生息するバイ菌が原因です。舌の表面には、口の粘膜から脱落した上皮細胞(垢)が溜まります。この細胞1個には細菌が多く付着し、細胞を分解しながらVSCを産生します。歯周炎がありますと、白血球も溜まるようになります。白血球は上皮細胞よりさらに強い口臭源です(**図10**)。

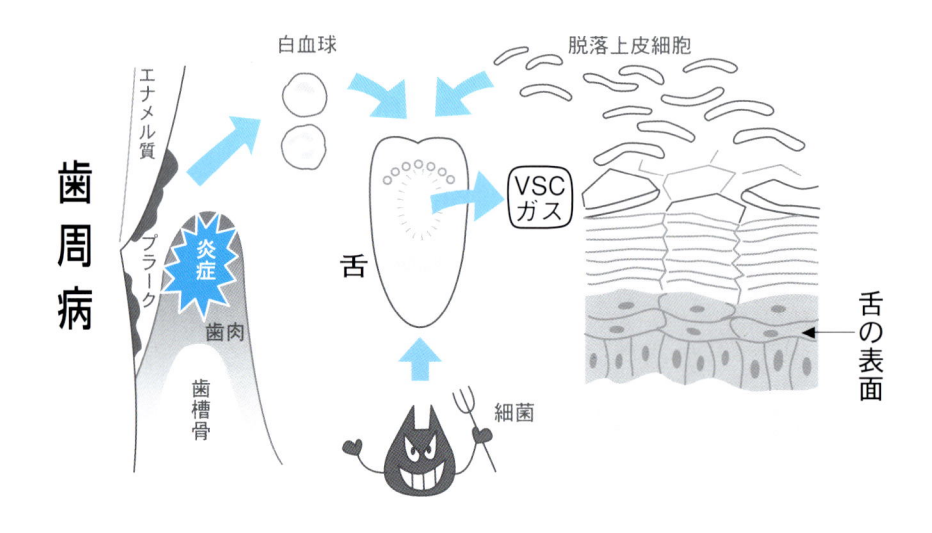

図10　舌苔のでき方。上皮、白血球そして細菌から舌苔は形成

口臭恐怖症とは

　口臭がないのに「ある」と信じる患者さんがいます。検査して「口臭がないこと」を納得できる方を仮性口臭症と呼びます。ところが、口臭がないと周りの人々がいくら説明しても、口臭があると思い込む病気を口臭恐怖症と言います。口臭予防のため、何百万円もかけて歯を全部治す人がいます。もともと口臭はないわけですが、何百万円もかけたという安心感からか、口臭が治ったと信じる方もいるようです。治療費数百万円が高いか安いか、一応治ったわけですから本人次第です。

　また、患者さんによっては、歯が原因と誤解して歯を全部抜いてしまう方もいます。これは悲惨です。また、北米で多いケースですが、強い殺菌作用のある洗口剤が10年以上前から流行しています。これを使いますと細菌が減り、口の中がさっぱりします。すると依存症のように、この洗口剤から離れられなくなる患者さんが現れます。1日に何回も洗口し、口の粘膜・舌に異常が出てくる方もいます。最近、日本でも似たケースが見られるようになりました。

　困るのは、口臭恐怖症の患者さんに的を絞ったビジネスです。患者さんに上手に取り入ります。患者さんは、口臭があると信じ、お金に糸目はつけません。どんなにお金をかけても治そうとしますので「鴨ねぎ」です。

　私の患者さんで最も遠い方は中近東から来たお金持ちがいます。私は、この患者さんに言いました。「口臭はありません、もし信じられないのなら、心に病気があるのかもしれません。臨床心理士を受診してください。さもなければ、ただお金を費やし、時間を費やし、そして不幸な人生が続くだけです」。でも、この患者さんは私を信用しませんでした。今も、世界の医者・歯医者を放浪しているかもしれません。口臭恐怖症患者さんを救いたくても、精神科医でない歯科医には救えません。だから言葉たくみな口臭ビジネスが存在します。

　口臭恐怖症患者さんは、一見全く正常です。ところが、口臭や歯のことになると別人に変わります。ですから、家族でさえ「心の病」と思わず、不幸な転帰を取る患者さんが多いのです。体臭についても似たような患者さんがいます。そういう方は、一刻も早く心の異常に気づかないと、治癒には結びつきません。

口臭の自己チェック（診断）

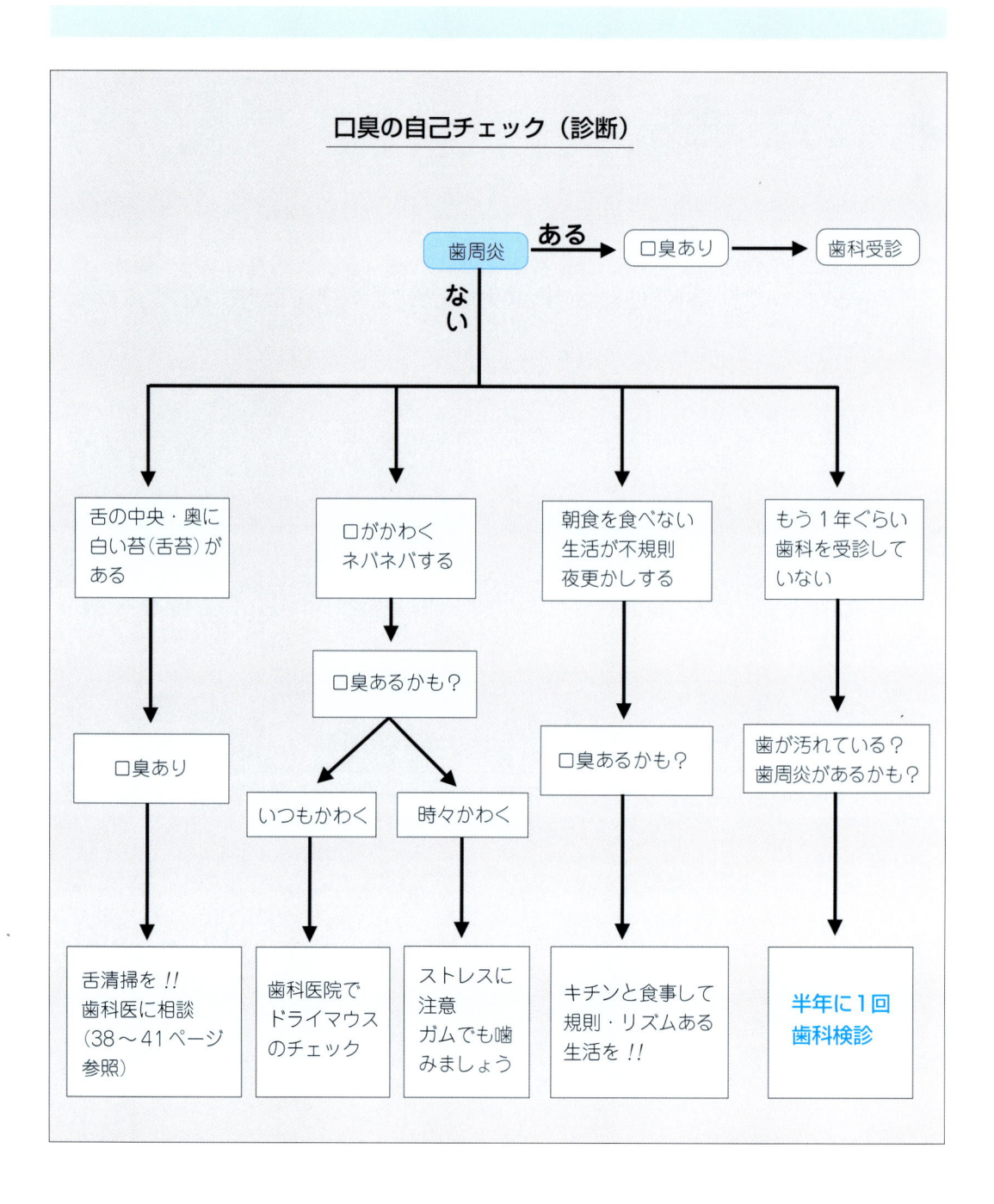

```
                      歯周炎 ──ある──→ 口臭あり ──→ 歯科受診
                        │
                        ない
        ┌───────────┬────┴─────┬───────────┐
        ↓           ↓          ↓           ↓
   舌の中央・奥に  口がかわく   朝食を食べない  もう1年ぐらい
   白い苔（舌苔）が ネバネバする  生活が不規則   歯科を受診して
   ある                       夜更かしする    いない
        │           ↓                        ↓
        ↓      口臭あるかも？                歯が汚れている？
      口臭あり   ↓      ↓         ↓         歯周炎があるかも？
        │   いつも   時々       口臭あるかも？   ↓
        │   かわく   かわく         │          │
        ↓     ↓       ↓           ↓          ↓
   舌清掃を!!  歯科医院で ストレスに  キチンと食事して  半年に1回
   歯科医に相談 ドライマウス 注意     規則・リズムある  歯科検診
   (38～41ページ のチェック  ガムでも噛  生活を!!
   参照)                  みましょう
```

第2章　爽やかな息で健康増進

口臭物質の毒性

口臭物質硫化水素・VSCには強い毒性があります。青酸カリに次ぐ毒性です(**図11**)。普通の口臭濃度は0.3～1ppmですから、口臭には強い毒性があるといえます。また、口臭の強い人は2～3ppmとなります。VSCは口の中で悪影響を与えているはずです。ひょっとしたら、全身にも影響しているかもしれません。

歯周炎では歯周ポケットという深い溝ができます。このポケットからVSC、特に硫化水素が体の中にしみ込むことが、実験で確かめられています。また、口全体に中等度の歯周ポケットがあると、**図12**に示したように、ポケットの総面積はヒトの手のひら大になります。歯周ポケットのVSCは最大20ppmを超えますが、この面積でVSCを吸い取ることになります。一方、口呼吸でも肺から体に吸収されます。たかが口臭ですが、決して安全とは言い切れません。

300ppm～	即死の可能性
50～200ppm	死亡、ショック、昏睡、呼吸器障害、結膜炎
150ppm～	嗅覚麻痺
0～10ppm	目・耳・鼻・喉に痛み
～0.01ppm	悪心・不眠等
0.005ppm～	WHOの許容濃度（＞30分）

図11　硫化水素の毒性。多くの口臭患者は0.3～1ppmを有する。

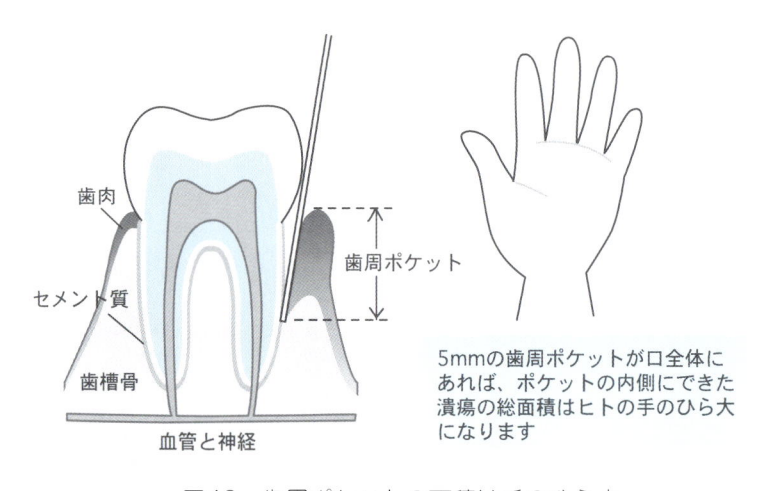

図12　歯周ポケットの面積は手のひら大

5mmの歯周ポケットが口全体にあれば、ポケットの内側にできた潰瘍の総面積はヒトの手のひら大になります

口臭は歯周炎の原因

病的口臭の原因は歯周炎ですが、その逆に、口臭が歯周炎の原因になることも明らかになってきました。

歯周炎の発生過程を**図13**に示しました。歯垢中の細菌や細菌毒素が歯肉の中に侵入し、歯肉の中で多くの化学反応を起こし、骨やコラーゲンが減少します。VSCが、

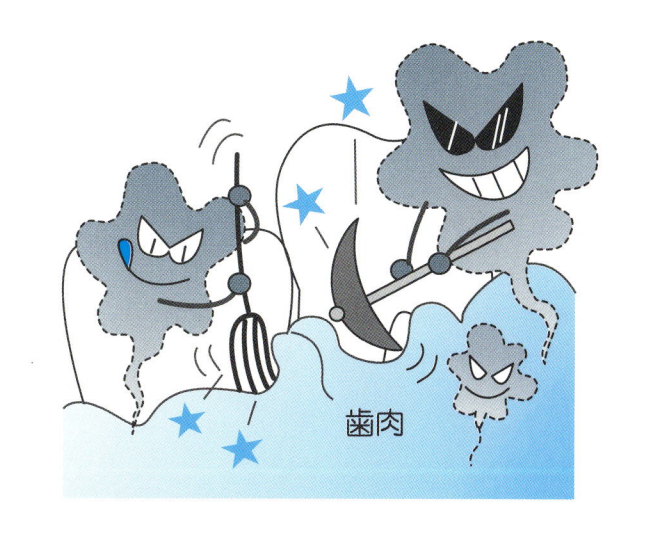

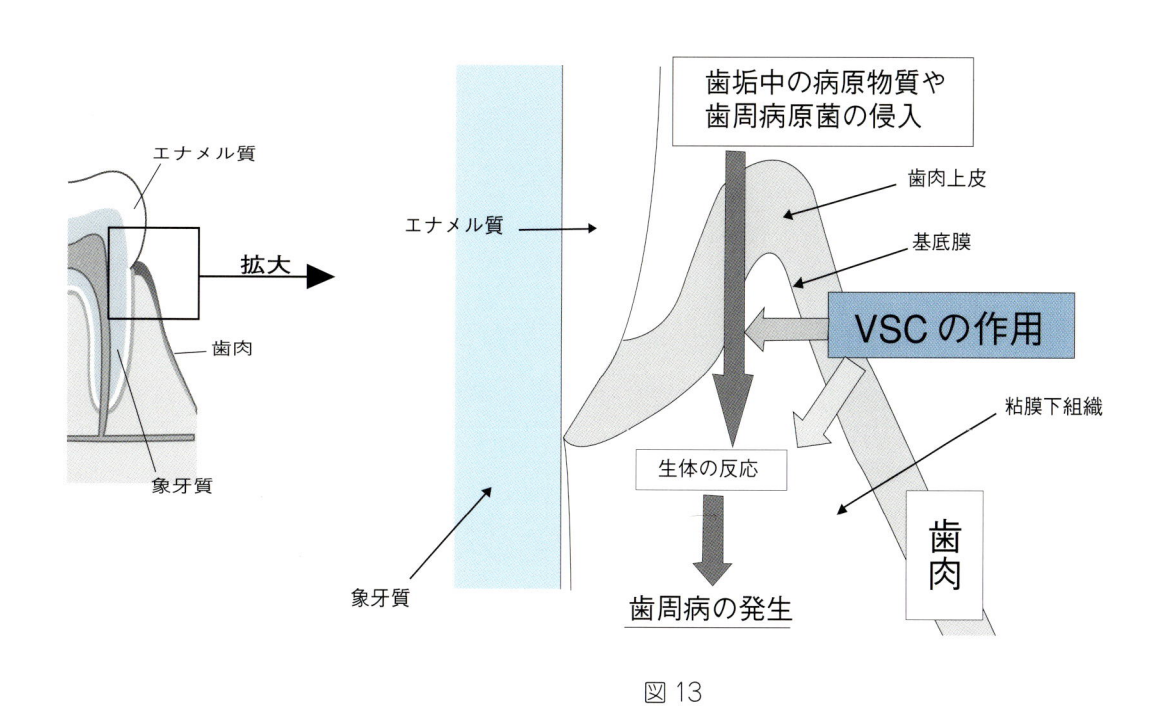

図13

図14

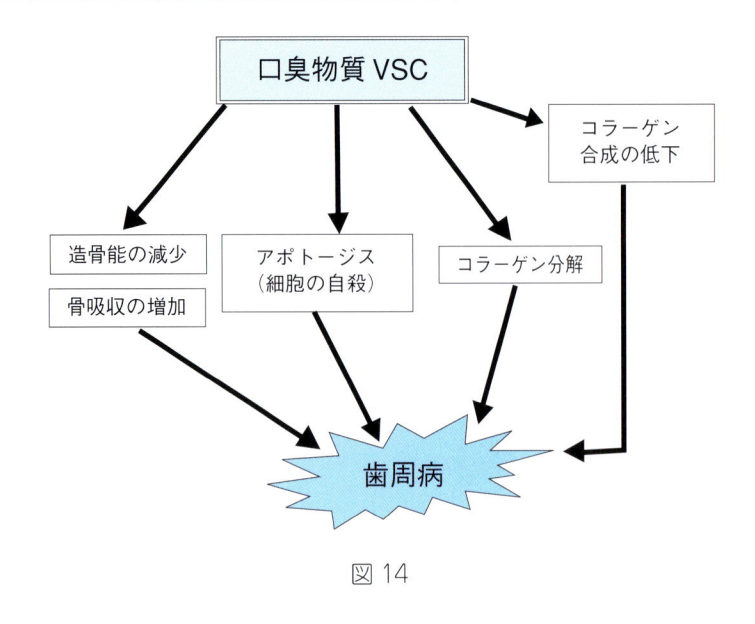

細菌毒素の歯肉中への侵入を手助けし、**図14**に示すような生化学反応を生じるので歯周病になりやすくなります。

口臭は生活習慣病の原因？

a）活性酸素とSOD

　活性酸素は癌や老化を含め、あらゆる生活習慣病の原因になります。ある歯周炎の原因菌の存在下で、VSCは白血球の活性酸素を増やすことがわかりました（**図15**）。さらにVSCは白血球ばかりでなく、人の主要細胞・線維芽細胞でも活性酸素を著しく増加させます（**図16**）。もちろん、この現象が人の体のあちこちで起こるかは不明ですが、興味深い現象です。

　もうひとつ、スーパーオキサイドディスムターゼ、俗にいうSODという酵素は、サプリメントブームのお陰で多くの人が知る有名な酵素です。お肌の健康に良いとか、老化を防ぐとかいろいろな効能が言われています。SOD様サプリメント自体に効果があ

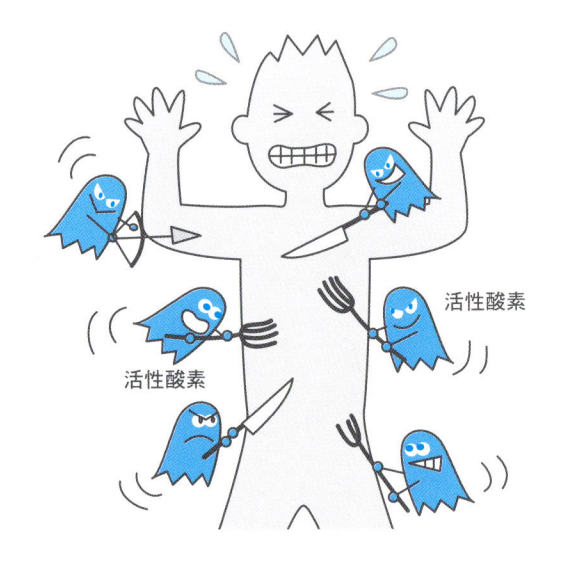

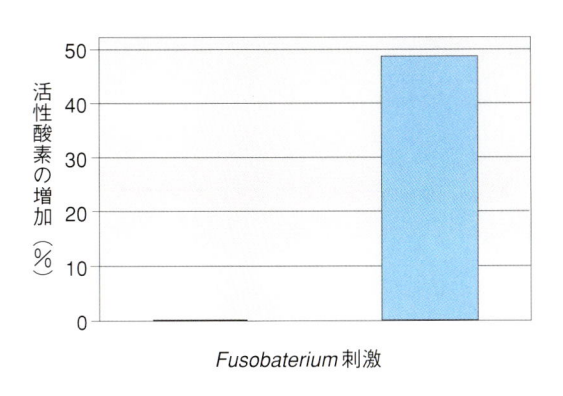

図15 VSCによる人白血球の活性酸素産生の増加（Yaegaki, BAD BREATH; Research Perspectives, Ramot Publishing-Tel Aviv University, 1995）

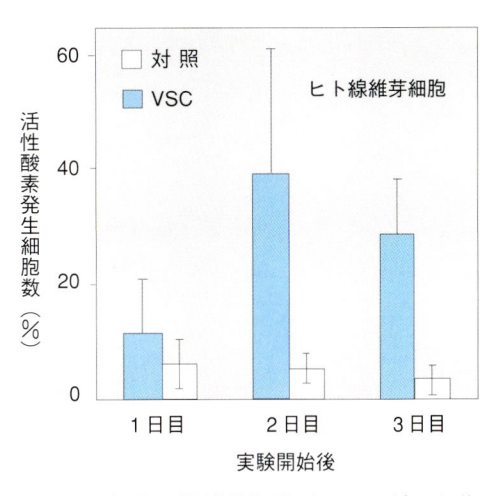

図16 人間の線維芽細胞（コラーゲンを作る細胞）にVSCを当てると2日目から活性酸素が非常に多く産生されます。

るかどうかは別問題ですが、人の細胞が作るSODは、種々の病気を予防します。例えば、人を含めたすべての動物は、生きていくためのエネルギーを、細胞の中のミトコンドリアという小器官で作っています（**図17**）。ミトコンドリアは大量の酸素を消費します。ですから、われわれ動物は呼吸しないと生きていけません。この時、エネルギーだけでなく、なぜか活性酸素が作られます。活性酸素は遺伝子・DNAを損傷して老化

ミトコンドリア
人が生きていくために必要なエネルギーを作る工場

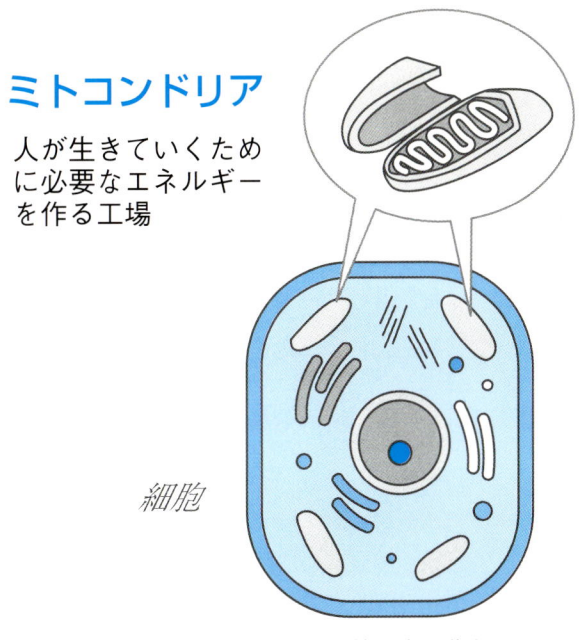

細胞

図17 ミトコンドリアで活性酸素は作られる

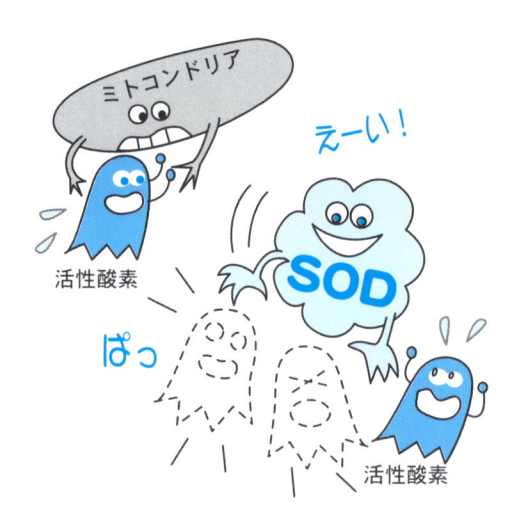

や癌などの病気の原因にもなり、生命に関わります。そこで、細胞が自らSODを作って活性酸素を消去します。

したがって、人の体自身が作るSODは生命に関わる重要な働きをしています。ところが、なんと口臭物質VSCは人の細胞の中のSODを強く阻害することがわかりました（**図18**）。非常に怖い事実です。**図15、16**のようにVSCが多い人の細胞の中では、活性酸素が増えてきます。

b）DNAの損傷

DNAの損傷は癌の原因の１つです。DNAは細胞の核の中にある「生命活動の根源」ともいえる物質です。2重ラセンの長い構造物で、4種類の核酸塩基が順番に並ぶことで暗号を作ります。この暗号が、遺伝情報です（**図19**）。細胞が必要な物質を作る時、

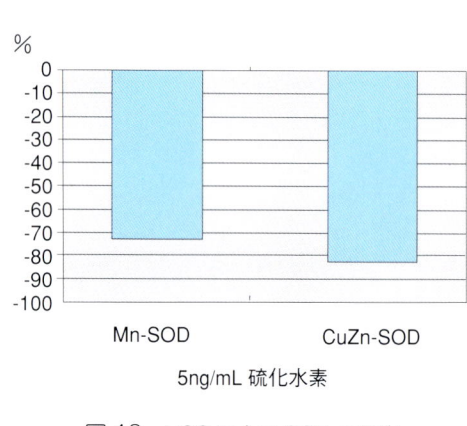

図18　VSCによるSODの阻害

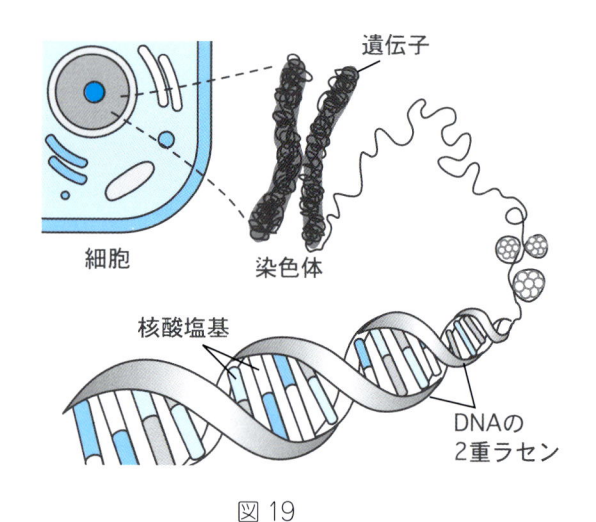

図19

第2章　爽やかな息で健康増進

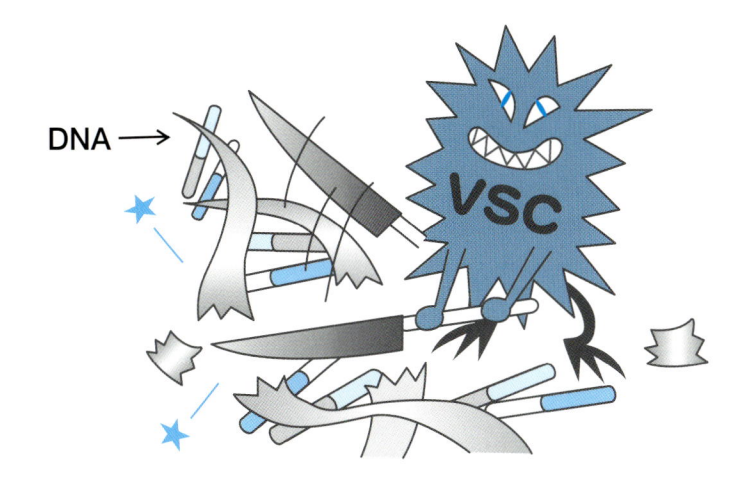

DNAから情報をもらって作ります。したがって、DNAの損傷は重大な結果を招き、病気や老化、場合によっては死につながります。実際に、DNA損傷による細胞死は頻繁に起こっています。

　DNAの損傷を目で見るのは難しそうですが、図20に示したように、意外と簡単です。コメット分析といいますが、細胞を電気の流れの中に乗せますと、壊れたDNAが核外に飛び出してきます。この飛び出す量を調べると、どの程度DNAが破壊されているかわかります。図21に硫化水素を人の線維芽細胞に当ててみた結果を示しました。

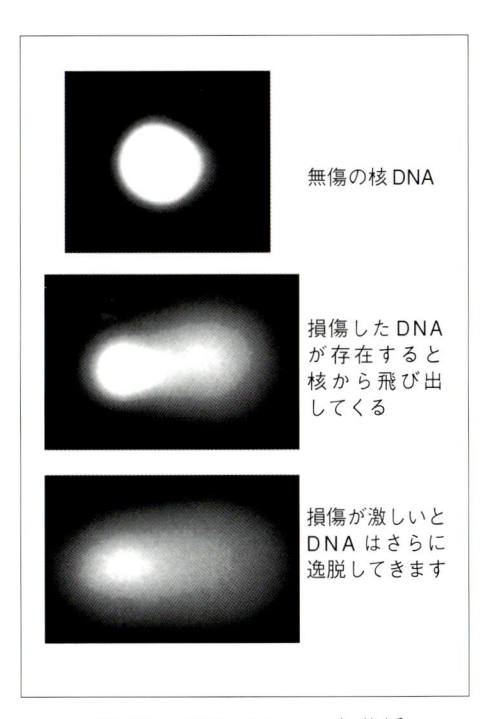

図20　DNAのコメット分析

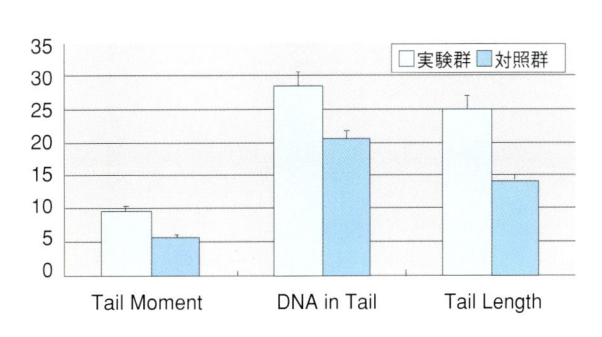

　　無傷の核DNA

　　損傷したDNAが存在すると核から飛び出してくる

　　損傷が激しいとDNAはさらに逸脱してきます

図21　口臭物質によるDNAの破壊
　　ヒト線維芽細胞を、歯周ポケット内VSCより低い濃度に曝露し3日目のデータ。Tail Moment、DNA in TailそしてTail LengthはDNAの破壊の程度を測る尺度。何も処置していない対照群も随分DNAが損傷されているが、実験群の方がはるかに多く損傷されている。

随分DNAが壊れていることがわかると思います。一方、何もしていない対照群でも、結構DNAが壊れていることがわかります。日常的にDNA損傷が起きているのです。

　これは人の粘膜細胞でも同様です。実験での硫化水素濃度は**図13**の歯ぐき中に存在する濃度より随分低い濃度ですが、DNA損傷が増えてきています。少々、怖い結果です。VSCが口の中で何か悪いことをしていると想像されます。そこで、日本歯科大学生命歯学部衛生学講座では、他の体の部位でもVSCが悪影響を与えているか研究をしています。

　一方、直近の研究から口臭物質VSCは、歯ぐきを作る幹細胞を自殺に追い込むことがわかってきました。幹細胞が普通の細胞の2倍以上の頻度で死んでいきます。幹細胞は再生医療に応用されています。歯ぐきを再生するといわれている幹細胞が死んでいくのは困ったものです。歯ぐきの元になる幹細胞ですから、悪い結果をもたらすかもしれません。

第3章　なぜ日本人は口が醜いのか？

口が汚いよ、日本人！

このタイトルに、え～！と思う方が多いと思います。確かに、
- この30年で歯を1日2回以上磨く方は、随分増え約7割になりました。
- 日本の歯周病の状況は、世界的にも良い方に入ります。
- 歯列矯正して、歯をキレイにする患者さんも増えました。
- 子どものむし歯は、随分減ってきました。

では、なぜ日本人の口は汚いのでしょうか？

証拠A：大人の歯（永久歯）のむし歯や抜歯した数（DMFTと言います）は、いまだに増え続けています（図22）。

証拠B：北米では、1年に1回以上歯科を受診して歯を掃除する人が6割以上に対し、日本では定期的に歯科を受診する人はわずか16％、このため日本人の口は汚いわけです。

どんなに歯磨きしても、磨き残しが必ずあります。1年に1回以上は歯科医院で歯を掃除してもらうことが必要です。

歯医者さんの中にも、定期的な歯の掃除の重要性を知らない方がいます。ですから一般の方が知らないのも無理はありません。その上、テレビコマーシャルの歯磨剤を

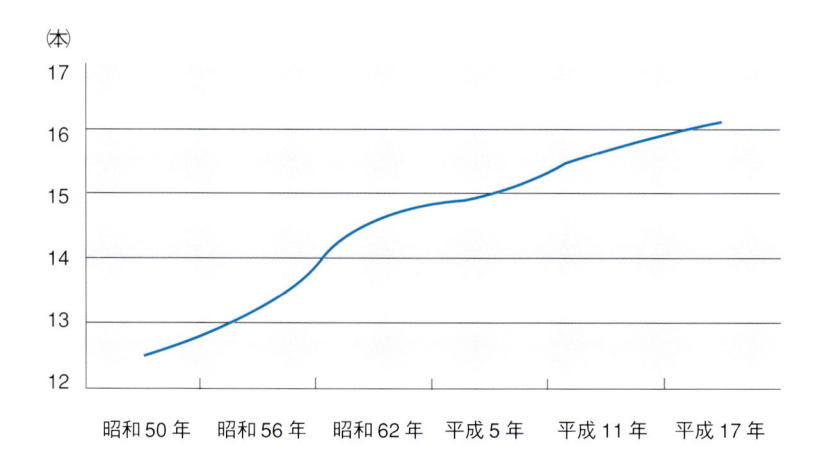

図22　虫歯は減ってきた？
　1人平均の永久歯の虫歯などの数（DMFT）は減ってはいません。
　　　　　　　　　　　　　　　（歯科治療実態調査、厚生労働省2007）

第3章　なぜ日本人は口が醜いのか？

歯の定期受診にまつわる北米の話

アメリカ映画などを注意して見ていると、登場人物が「私は半年に1回必ず歯医者を受診する（ほどキチンとした人間だ）」という場面が出てきます。つまり、自己管理できることを宣伝しているわけです。生活習慣病の予防が難しいのは周知されています。しかし生活習慣病でもあるむし歯や歯周病は、ただ歯医者を定期受診するだけで、かなり予防できます。すなわち、定期的に歯科を受診し歯石を取る方は、きちんと自己管理できるということです。

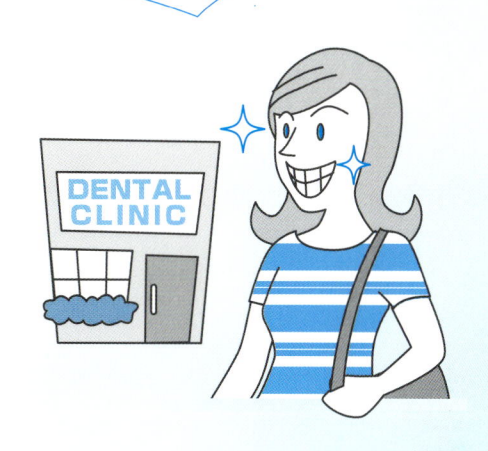

北米では、就職などの面接試験で面接官は必ず「歯」を見ます。もちろん「チャーミングかどうか」を見ているわけですが、自己管理能力も読み取ろうとしています。歯は定期受診と毎日の歯磨きだけで健康管理できます。もし、不健康あるいは不潔なら、自己管理能力に疑問符がつくのです。さらに「自己管理できない者が部下を管理できるはずがない」とも言われますので、昇進にも響きます。

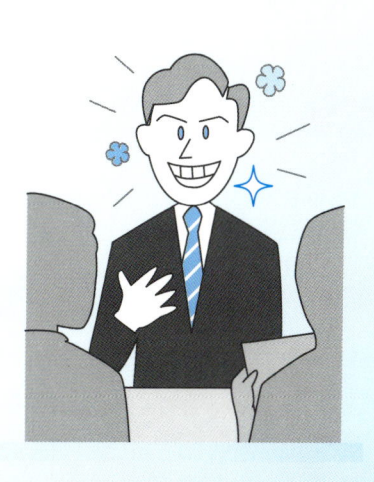

著者が教授を兼務しているカナダ・バンクーバーのブリティッシュ・コロンビア大学での話です。市内のある地域では、失業者など貧しい人々がたくさん住んでいます。貧しいため定期的な歯の清掃や治療など受けられません。そこで人々は安い歯科医院の設置を求めました。理由は「就職試験で面接を受けても、歯が汚いと不採用になる。だから安価な歯科医院が欲しい」でした。もちろん、大学・歯科医師会などが協力して歯科医院を作りました。

使えば、歯周炎が治るような宣伝をしています。もちろん、歯磨剤だけで治すなど難しい話です。歯周病予防のためには、定期的に歯医者さんで掃除しないといけません。先進国の中で「歯科の定期受診」が、最も少ないのが日本人と言われています。実際に北米では、「日本人の口や歯が醜いこと」が笑われています。

定期受診・歯の掃除・予防には健康保険はききません。しかし、生活の質を「爽やか」に向上させるには必要です。かかりつけの歯医者さんに相談してみてください。

ニューヨーク・マンハッタンと東京・大手町のサラリーマン

ライオン（株）が、ニューヨーク・マンハッタンと東京・大手町のサラリーマンの口腔保健について調査しました。するとマンハッタンでは、ほとんどのサラリーマンが歯科の定期受診をするのに対し、大手町は6割以上がまったく受診しません（**図23**）。日本が真の先進国になりえない理由は、ここに原因があるかもしれません。

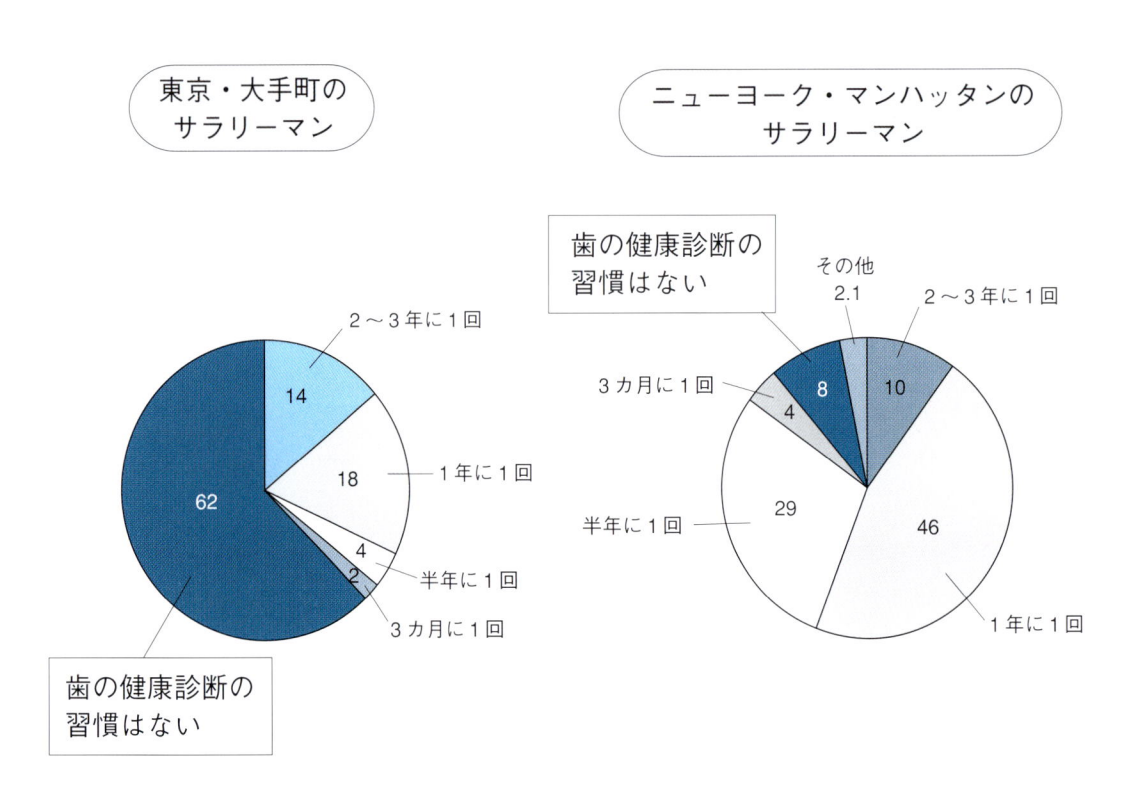

図23　歯科定期健診の習慣（ライオン（株）デンタル情報　No.17, 2001）

東京（46%）vs. ニューヨーク（2%）

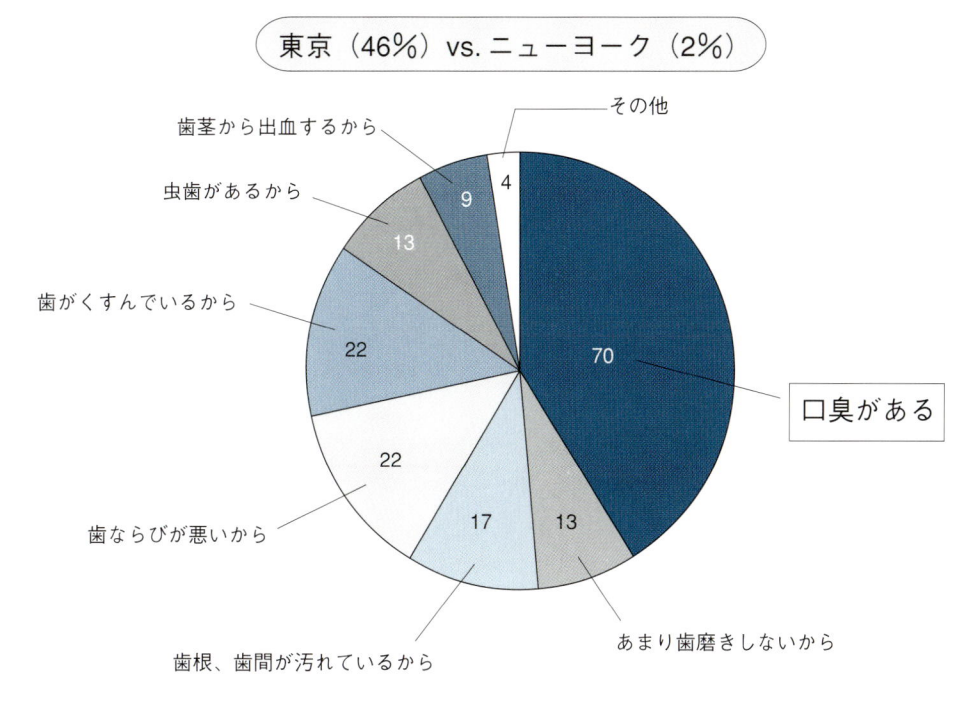

その他 4
歯茎から出血するから 9
虫歯があるから 13
歯がくすんでいるから 22
歯ならびが悪いから 22
歯根、歯間が汚れているから 17
あまり歯磨きしないから 13
口臭がある 70

図24 自分の歯に自信がない人とその理由（複数回答・%）
（ライオン（株）デンタル情報 No.17, 2001）

　さらに、「歯に自信があるか」と尋ねますと、マンハッタンでは、自信ない人が2%なのに対し、大手町のサラリーマンは46%もの人が自信がありません。自信のない理由を尋ねますと、なんと7割が「口臭があるから」と答えました（**図24**）。日本はお口爽やかでないサラリーマンばかりのようです。

歯磨きの常識

　日本の歯学部で、歯磨剤の臨床研究をやるとすれば、歯磨き時間は3分が常識です。ところが、北米では1～2分が普通です。北米の歯磨きの常識が、日本とは全く異なるため、このような差がでます。日本では昔から「3分以上歯を磨こう」と指導されています。極めて正しい指導です。ところが、北米人は1分ちょっとしか歯を磨きません。歯学部の教授たちでさえ同様です。ましてや、一部の日本の歯科医が薦めるような長時間の歯磨きを実行している人は、まずいないでしょう。この差は何が原因でしょうか？　日本側では、歯科医師たちの歯磨き指導の影で歯科定期健診の推進が霞んでしまった、という事実がありそうです。少なくとも歯磨きだけでは、不十分なことは

明白です。一方、北米は、日本の逆で、歯磨きの効果を日本ほどには高く評価していません。著者は北米での開業を含む臨床経験から、そう感じています。

　北米人は歯磨き時間が短い反面、5〜6割以上の人々は、必ず1日1度デンタルフロス（糸楊枝）を使います。日本はわずか数パーセントです。ここにも大きな原因がありそうです。歯ブラシで掃除できる範囲は、元来むし歯になりにくい場所です。歯ブラシが届かない場所から、むし歯や歯周病は容易に発生します。だから北米人はデンタルフロスを使います。親は子供たちに、口うるさくデンタルフロスを指導します。ある意味では、歯ブラシばかりの日本人よりは、ずっと合理的な考えです。

　日本人の口のほうが醜いとはいえ、どちらの考えが正しいかは、はっきりとは言えません。しかし、ただ一つ正しいことを、以上の事実から見つけることができます。

> 　日本人は、欧米人より長く歯を磨く習慣が身についています。これに加え、彼らのように歯科の定期受診とデンタルフロスを習慣化すれば、彼ら以上に「お口爽やか」な民族になるでしょう。これは間違いありません。また将来、世界一の健康大国になっているかもしれません。

歯磨きだけでは、予防できません!!
定期受診とデンタルフロスの習慣化を!!

第4章　爽やかな息を作る

「お口爽やかに、そして健康に」の実際

口が汚く口臭のある人々は、有毒なVSCによる害の他、社会的にも被害を受けています。そこで、これらの害を予防するにはどうしたら良いか？ つまり「お口を爽やかにして健康になろう」のチェックの仕方を含めた実践を紹介します。

a）口臭の官能検査法

人の鼻で臭いを嗅ぐ方法です。「臭い」を検査するのは非常に難しく、器械で人の鼻のように「臭い」を測定することは不可能です。その理由の第一は、臭いには無数の種類があるためです。人の鼻でも、良い匂いか？ 悪い臭いか？ 単純に二つに分けるだけでも難しいことがあります。たとえば上等の抹茶の香り、日本人の多くは、これを清々しい香りと思うでしょう。ところが、アメリカに行けば、抹茶の香りは飼葉に近いと言われ、決して上等な臭いではありません。

官能検査にはいくつか方法があります。日本では3点比較式臭い袋法があります。息をある特殊な袋の中で臭いがしなくなるまで希釈し、その希釈倍率で臭い強度を表す方法です。外国ではEU標準規格のオルファクトメーターなどもあります。これも臭いを希釈する方法です。いずれも、環境の臭いの強さを測定する方法で、簡単にできる方法ではありません。

口臭検査方法として、簡便なブリティッシュ・コロンビア大学（UBC）式口臭検査法について紹介します。図25にUBC式口臭検査法のプライバシースクリーンを示しました。大きさは縦80〜90cm、横50〜60cmで、スクリーン中央よりやや上方に、

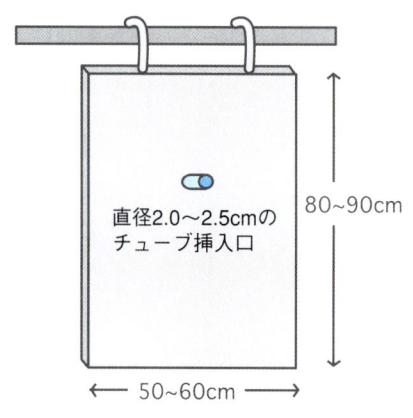

図25　UBC式官能検査装置の概略

第4章 爽やかな息を作る

正確 / 不適当

患者　検査者　　　患者　検査者

UBC式官能検査の実際

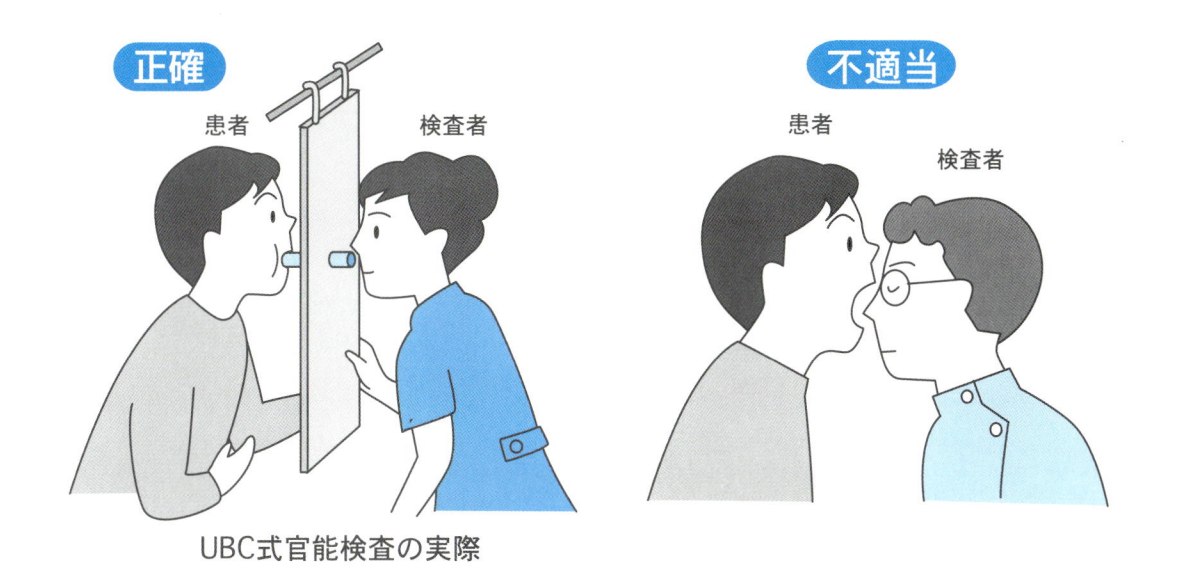

図26　官能検査法

チューブを挿入固定する穴を開けます。材料はダンボールが最も簡単でしょう。挿入するチューブは、長さ10cm直径は2.0～2.5cmです。これは消毒できる合成樹脂を選んでください。図26のように、チューブの一端より患者が口腔内空気を吹き込み、他端から検査者が鼻をチューブにくっつけて官能検査を実施します。専門家が行う時は、検査者の嗅覚を先ず検査しますが、家庭では、ご家族や周りの人から、最も鼻が利く人を探してくるのが手っ取り早いようです。

プライバシースクリーンにより、検査者と顔を突き合わせずに済みます。検査者が患者さんに「どんどん」鼻を近づけてくるような恥ずかしい検査ではありません。また、チューブを使うことは、患者の口に鼻をくっつけることと同じですから、口臭を見逃す可能性は低いでしょう。検査基準を図27に示しています。一応、スコア2から口臭ありとしますが、実際、他人に迷惑をかける口臭はスコア3からです。

b）VSCの機器測定

口臭の原因物質であるVSCを直接器械で測定するのが最も確実です。VSC以外にも臭い物質がありますが、口臭の強さとの関連は明確ではありません。したがって、直接VSCを測定するのが最も確実です。

このため、一般向けのコンパクトな測定器が市販されていますが、参考程度にしかなりません。そこで、ここでは歯科医院で行うVSC測定を紹介します。

スコア	口臭の強度
0.	臭いなし： 嗅覚閾値以上の臭いを感知しない
1.	非常に軽度：嗅覚閾値以上の臭いを感知するが、悪臭と認識できない（検知閾値）
2.	軽度： かろうじて悪臭と認知できる臭い（認知閾値）
3.	中等度： 悪臭と容易に判定できる強い悪臭
4.	強度： 我慢できる強い悪臭
5.	非常に強い：我慢できない強烈な悪臭

（他人に迷惑 ▼）

図27　官能検査判定基準（※閾値(いきち)：感知するのに必要な最小の刺激の強さ）

　最良の測定方法は、UBC式のガスクロマトグラフィーです。現在、札幌から鹿児島まで、全国6カ所の歯学部[注]が設置しています。

　しかし、高価な上にUBC式に改造が必要なので一般的ではありません。そこでポータブルのVSC測定器が3機種、歯科医院向けに販売されています。これらの性能を調べたものを**図28**に示しました。それぞれ一長一短ですが、ポータブル・ガスクロマトグラフィーが優れているようです。

商品名	ガスクロマトグラフィ機能の有無	VSC特異（口臭特異性）	口腔内空気中硫化水素濃度と測定値の相関係数	誤診率
ボルタンメトリーセンサー（米国製） （N=127） （N=126）	なし	なし	0* 0.70**	n/a* 14%**
ポータブル・ガスクロマトグラフィー（国産） （N=253）	あり	あり	0.80	13%
半導体センサー（国産） （N=44）	なし	ある程度あり	0.89	24%

＊イリノイ大学方式で測定した。
＊＊硫化水素標準ガスでハリメーター™を補正の後、説明書に従い測定した。

図28　口臭VSC測定機器の比較（YEARBOOK '02、クインテッセンス増刊号、2002）

[注]北海道医療大学病院、東京医科歯科大学歯学部附属病院、日本歯科大学新潟病院、新潟大学医歯学総合病院、福岡歯科大学医科歯科総合病院、鹿児島大学病院

c）歯垢・歯石のチェック

　歯垢・歯石は口臭の直接の主な原因ではありません。しかし、歯周炎の原因です。そして、歯周炎は最も悪臭の強い病的口臭の原因です。ですから、歯垢・歯石は除去しないといけません。そのため、時々チェックすることが必要です。

　家庭で日常チェックするため、歯垢染色剤が歯科医院・薬局などで売られています。これを使うと**図29**のように歯垢の付着状態を確認できます。ただし、口の周りなどの皮膚も染めてしまいますので、唇とその周りにワセリンなどを塗って汚れを防いでください。また、エプロンも忘れずに。

　このようにチェックしても、歯の裏側などは自分でチェックするのは難しいものです。通常の歯石は、素人がチェックするのは不可能です。やはり半年に1回ぐらいは歯科医院でチェックを受けましょう。

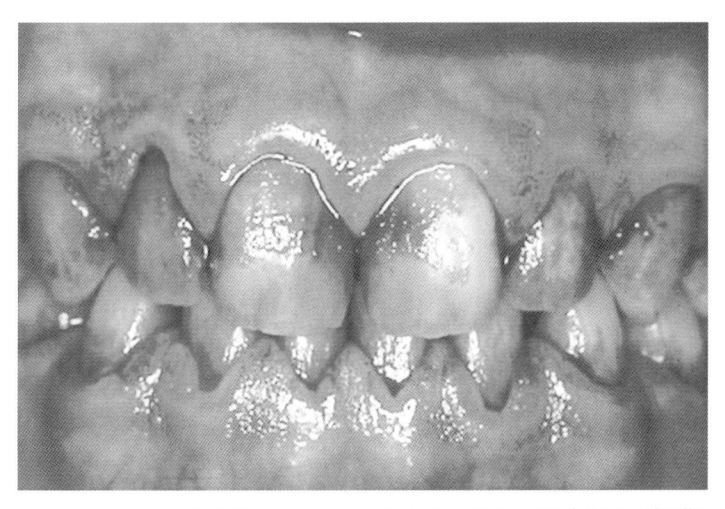

図29　歯垢の付着状態（日本歯科大学生命歯学部歯周病学講座提供）

図30　舌苔の発生しやすい部位

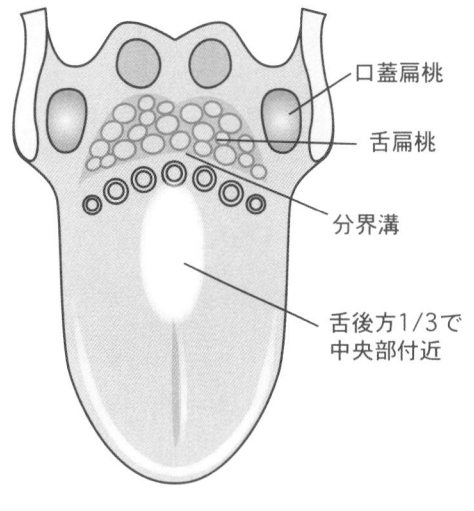

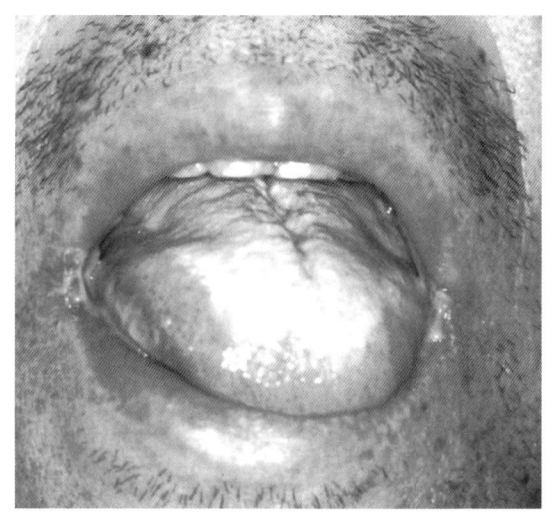

図31

d）舌苔のチェック

　舌苔は口臭の最大の原因です、必ず鏡でチェックしましょう。舌後方1/3で中央部付近が舌苔の好発部位です（**図30**）。ここが白い苔で覆われていたら口臭があるのは間違いないでしょう。

　口臭の強さは、舌苔の量で決まります。舌苔の広がりや厚さに注意してみてください。最も厚く広がった舌苔の1例を**図31**に示しました。この場合、病気のため長い間流動食しか摂取していないので、舌苔が多いのです。他の原因では、舌小体強直症といって、舌の下のヒダが厚く長いため、舌が動きにくく舌苔が増えることが時々あります。舌小体強直症は、歯科・口腔外科で数分の簡単な手術で治ります。

e）むし歯・歯周病など病気のチェック

　むし歯を病気と聞いて驚いている方も多いと思います。残念なことに、むし歯を病気と考えている日本人は非常に少ないようです。これも日本が、真の先進国になりきれない理由の1つかもしれません。

　実は、むし歯・歯周病は生活習慣病です。特にむし歯と歯肉炎（歯周病の初期の段階）は人が生まれて初めて、罹患する生活習慣病です。むし歯・歯周病のチェックのため、半年に1度、歯科医院を受診するようにしましょう。

第4章 爽やかな息を作る

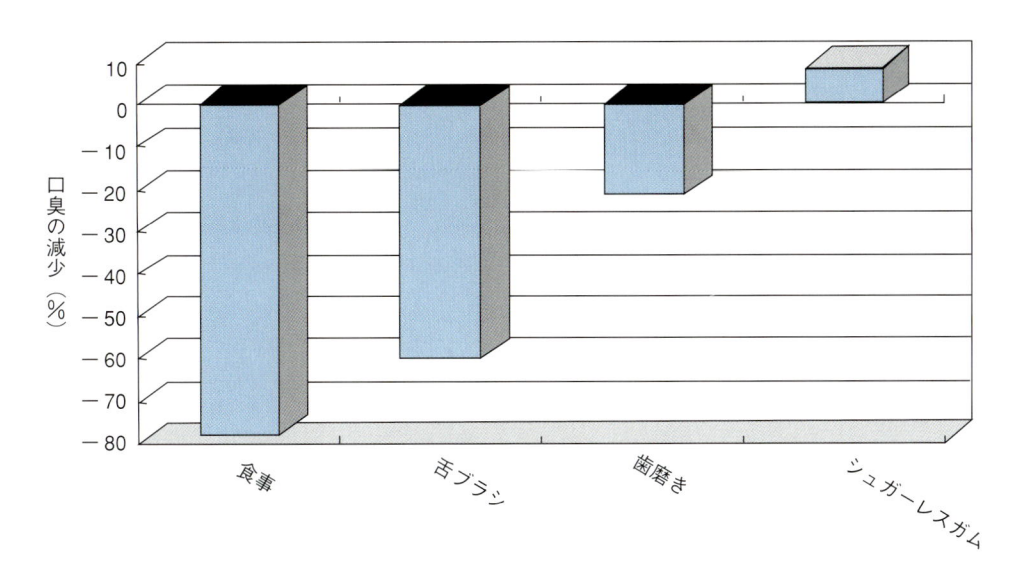

図32 最も効果のある口臭予防は？

日常生活の改善

　口臭予防法と、その効果を**図32**にまとめました。この実験では、朝、起床後2～3時間に行いました。処置直後の口臭予防効果を調べると、食事の効果が最も大きいことがわかります。食事して、舌を清掃し、そして歯を磨くと完璧です。口臭をなくすために、きちんと朝食を摂ることを決して忘れないで下さい。ただし、この場合の食事とは固形物のきちんとした朝食でないといけません。

　日本の若い人たちには、朝食抜きが増えています。せいぜい流動食みたいなものだけの人も多いでしょう。健康のために朝食が重要だと知っているのになぜでしょう？

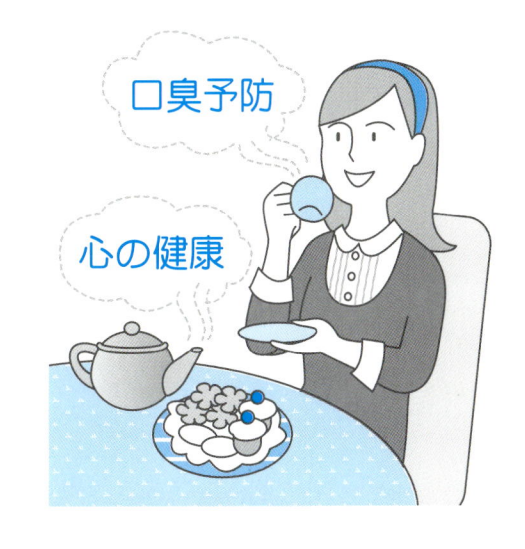

その結果、朝から周りに口臭を振りまき、周りから嫌がられるのです、きちんと朝食を食べてください。「お口爽やかに、そして健康に」の考えです。また、食間のおやつは効果があります。いわゆるコーヒータイムは、ストレスのある人々にとってはリラックスできる時間でもあります。心の健康のためにも、コーヒータイム・ティータイムを取りましょう。多くの北米企業では、労働契約の中に午前・午後のコーヒータイムが決められているぐらいです。口臭予防とリラックスのための時間です。

　最近、困った口臭患者さんが見つかるようになりました。ダイエットと称して流動食みたいなものばかり摂取する方が、時々いらっしゃいます。実は、固形物を食べないと舌苔は病的に増えます。強い口臭の原因となります。口臭予防のため、健康のため、上手なダイエットを心がけましょう。

　確実な証拠はないのですが、夜更かしすると舌苔が増える、という話を患者さんからよく聞きます。夜更かしも口臭には良くないようです。

　どうでしょう、口臭予防を心がければ、生活習慣も随分健康になりますね。皆さん、お口爽やかに、そして健康に！

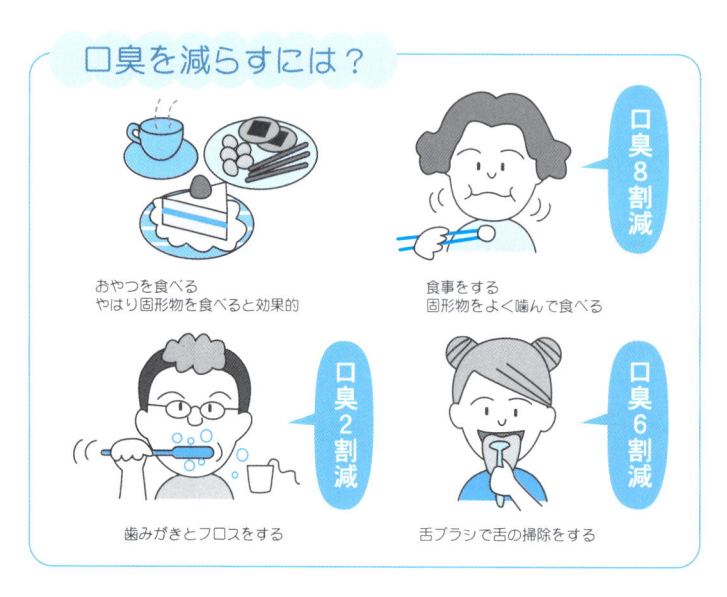

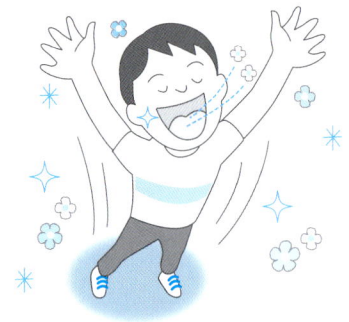

口臭を減らすには？

- おやつを食べる　やはり固形物を食べると効果的
- 食事をする　固形物をよく噛んで食べる　口臭8割減
- 歯みがきとフロスをする　口臭2割減
- 舌ブラシで舌の掃除をする　口臭6割減

子供を「爽やか」に育てる

日本歯科大学生命歯学部衛生学講座は、「子どもを爽やかに育てる」との目的で活動を行っています。これに協力してくれる小学校が北海道から沖縄まで広がっています。この活動では、最初に2年ほど、お口や生活習慣を調査し、歯に関心を持たせます。それから数年かけて、むし歯・歯周病を病気・生活習慣病と教え、生活習慣病を予防する術を身につけるよう教育します。自助努力すれば生活習慣病が予防できることを子どもの時に学びます。大人になった時、糖尿病や心臓病・高血圧といった生活習慣病の予防が容易になると考えられます。

たとえば、親子の努力で生活習慣病の「歯肉炎」を減らすことができます。その例として、私たちの調査を紹介します。専門用語でいう横断調査ですので因果関係を言うのは難しいのですが、カナダの日系一世・二世の子どもたちを調査し、日本の子どもたちと比較しました。カナダの日系人といっても、日本語を話し、家庭環境は日本に近い子どもたちです。ただし、大きな違いが学校にあります。北米の学校は日本のように微に入り細に入り面倒を見ません。親からの理不尽なクレームには一切耳も貸しません。また、教育熱心で厳しい先生たちですが、午後3時過ぎには、皆帰宅してしまいます。さらに学校健診がありませんので、子どもの健康管理は親の責任です。

つまり、子どもや親の自助努力が求められます。歯肉炎の発生率・重症度を比べて見て下さい（図1, 2）。カナダの日系の子どもたちの方が、ずっと健康です。カナダの日本人の親たちは、外国にいながらも一生懸命、自助努力して子どもを「爽やか」に育てています。日本に住むわれわれにできないはずはありません。

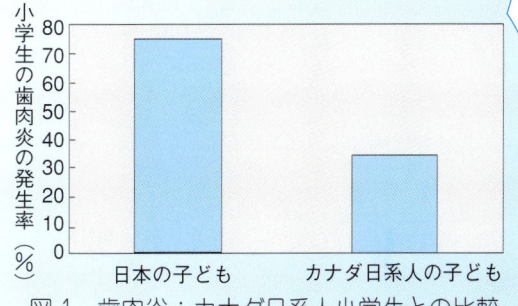

図1 歯肉炎：カナダ日系人小学生との比較

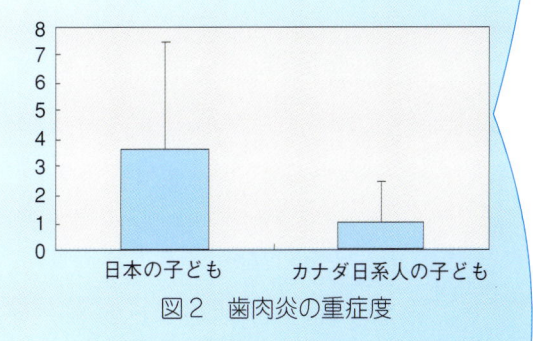

図2 歯肉炎の重症度

しかし、多くの困難があります。日本社会全体が「むし歯・歯周病」を生活習慣病どころか病気とは考えていません。また、子供の健康増進に関心の低い日本社会では、活動の停滞は度々です。しかし、北海道から沖縄まで、『子どもを爽やかに育てる』ため活動している父兄・教師がたくさんいるのは心強いかぎりです。

効率よくお口を爽やかにするためには

お口を爽やかにするには、その目標を定める必要があります。そこで「お口爽やかに！ そして健康に」では、「口臭をなくす」を目標とします。口臭の治療方法は、診断に応じて5段階に分けられます（**図32**）。口腔由来の病的口臭にとって重要なものはTN-1とTN-2で、これらを確実に実施すると「お口爽やか」が期待されます（**図33**）。

a）舌の清掃

舌苔は約7割の人が持っており、中年に多く幼年者・高齢者には少ないといわれています。しかし、舌苔がなさそうに見える人も多くは、顕微鏡レベルでは舌苔があると考えた方がよいでしょう。特に、舌乳頭の間の隙間に細菌が溜まりますので口臭の原因になります。

舌清掃具には多くの種類があります（**図34**）。しかし、へたに舌を清掃するとミクロの傷をつけますので、傷をつけない清掃具を選ばないといけません。傷つけない舌ブラシの1つを**図35**に示しました。このブラシでは100グラム以下の圧力で、30回ま

```
Ⅰ．真性口臭症
  A．生理的口臭 ………………………… TN1
  B．病的口臭
    a．口腔由来の病的口臭 ………… TN1&2
    b．全身由来の病的口臭 ………… TN1&3
Ⅱ．仮性口臭症 ……………………………… TN1&4
Ⅲ．口臭恐怖症 ……………………………… TN1&5

治療必要性（Treatment Needs）
  TN1＝説明および口腔清掃指導（セルフケア支援）
  TN2＝専門的清掃（PMTC）、疾患治療（歯周炎治療
      など）
  TN3＝医科への紹介
  TN4＝カウンセリング（結果の提示と説明）、（専門的）
      指導－教育
  TN5＝精神科、心療内科などへの紹介
```

図32　口臭症の分類と治療必要性（TN）

```
TN-1
1．舌清掃
2．洗口剤と歯磨剤の選択
3．定期的な歯の清掃
4．歯磨き指導
5．日常生活の改善など、その他

TN-2
歯周炎など原因疾患の治療
```

図33

第4章 爽やかな息を作る

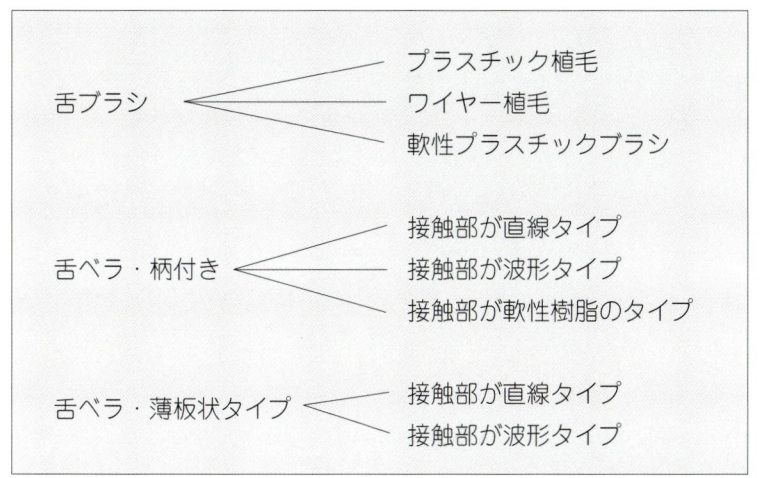

```
舌ブラシ ─┬─ プラスチック植毛
         ├─ ワイヤー植毛
         └─ 軟性プラスチックブラシ

舌ベラ・柄付き ─┬─ 接触部が直線タイプ
               ├─ 接触部が波形タイプ
               └─ 接触部が軟性樹脂のタイプ

舌ベラ・薄板状タイプ ─┬─ 接触部が直線タイプ
                    └─ 接触部が波形タイプ
```

図34 舌清掃具の種類

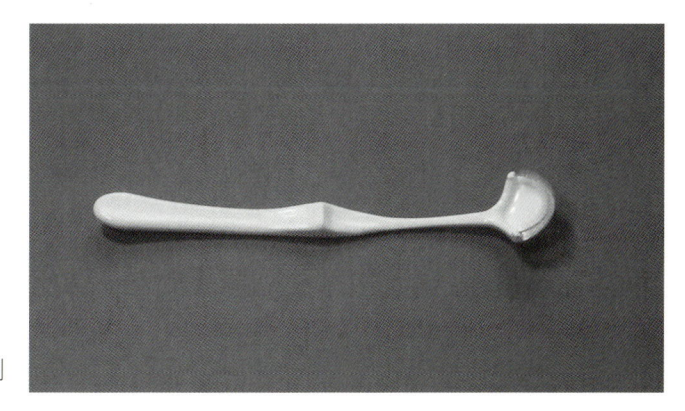

図35 舌ブラシの一例

台所用の秤に舌ブラシを当てて試してみてください。

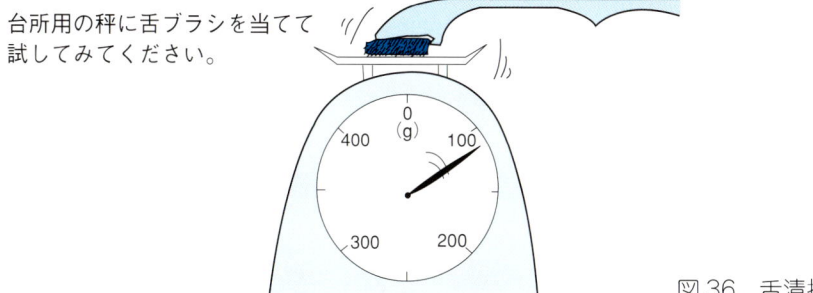

図36 舌清掃具の圧力の測り方

でのブラッシングなら傷をつけません。といっても、これはあくまでも実験データです。30回は多すぎですので、10回程度までに留めましょう。

　100グラムの圧力の測り方を**図36**に示しました。台所用の秤に舌ブラシを当てて試してみるのが一番です。通常は50g以下の力で十分です。可能な限り軽い力で、舌表

39

面をなでるように清掃しましょう。

　まず、アッカンベーと思い切り舌を口の外に出します。舌が山を作りますので、鏡を見ながら**図37**のように山の頂上直下にブラシを当てて下さい。そして**図38**のように、後ろから前へブラッシングします。絶対に前後にブラッシングしないで下さい。後ろ方向にブラッシングすると、細菌の塊を気道へ落とし、病気の原因になるかもしれません。必ず、前方向です。舌清掃前後の効果を**図39～41**に示しました。「お口爽やか」の第一歩です。

　舌清掃は1日1回以下、朝食後舌清掃して、それから歯磨きするのが最も効果的で

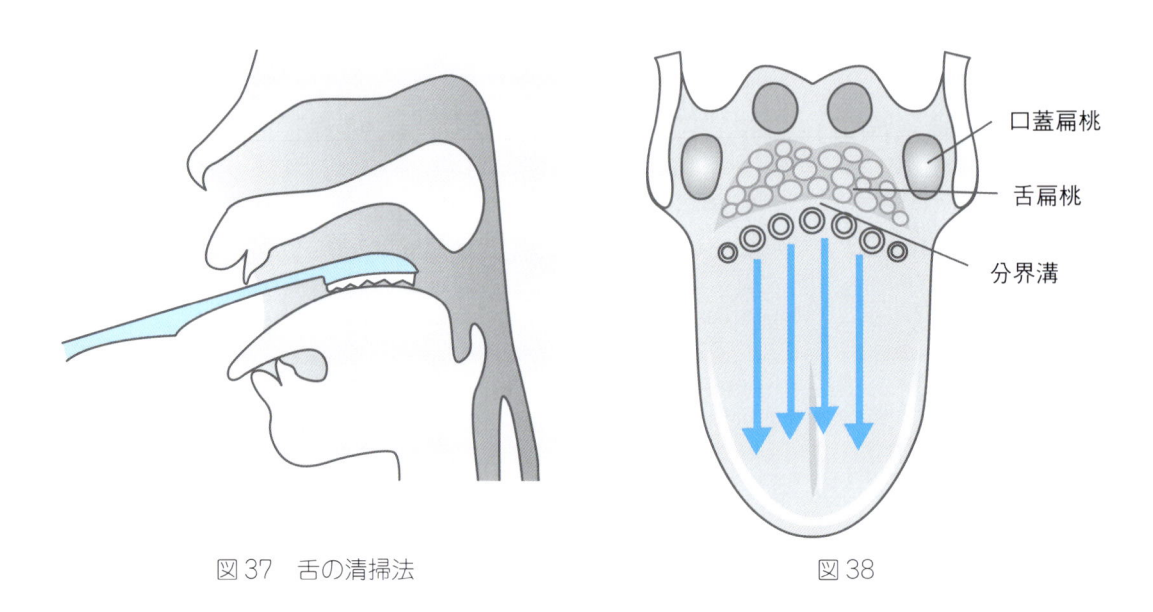

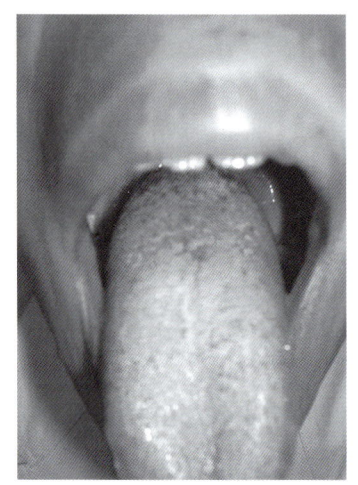

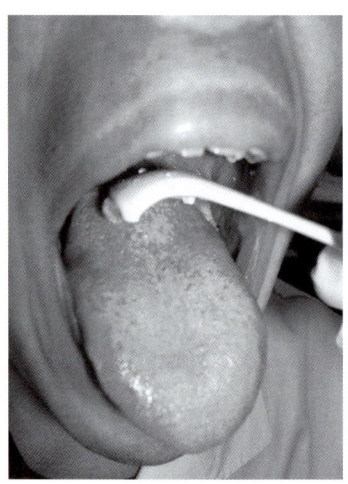

図37　舌の清掃法　　　　　　　　　　図38

図39　舌苔　　　　図40　舌ブラシで舌清掃　　　　図41　舌清掃直後

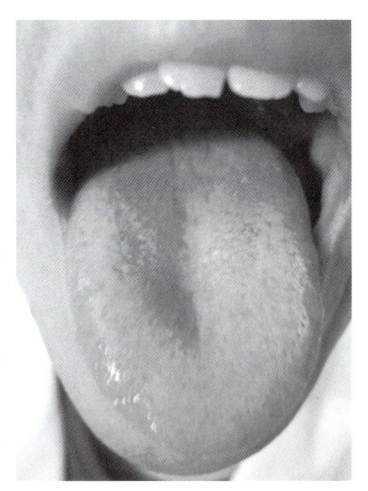

第４章　爽やかな息を作る

> 1. 鏡を見ながら大きく口を開けます。
> 2. 思い切り舌を口の外に出します。いわゆる「アッカンベー」の状態です。こうすることで嘔吐反射（吐きそうになる反射）が予防できます。
> 3. 思い切り舌を出すと、図40のように舌が山を作ります。この山の頂上（口と喉の境目）にブラシを当てて下さい。
> 4. そして100g以下の圧力で前方に掻き出します。決して後方にブラッシングしてはいけません。
> 5. 2～3回ブラッシングしたら流水でブラシを洗浄し、ペースト状の舌苔から、白っぽい、あるいは黄土色の唾液に変わったら終了。
> 6. 歯磨きを最後に。

図42　舌清掃の手順

> ・舌は思い切りアッカンベー状態で、反射的に、決して引っ込めない。
> ・鏡を見ながら行う。
> ・舌の山の頂上にブラシを当てる。
> ・必ず後から前に掻き出す。
> ・歯磨きの前に行う。

図43　舌清掃時の嘔吐反射の予防

す。2～3回ブラッシングしたら、ブラシを水道水で洗浄し、またブラッシングします。最初はペースト状のものが付いてきますが、黄土色した唾液に変わればブラッシング終了です。通常は、数回のブラッシングで十分です。舌清掃の手順を**図42**にまとめました。

　舌に触れると、すぐゲーと嘔吐反射が起きます。これは多くの場合、口の奥に触れるからです。この予防の第一は、舌を思い切り外に出すこと。予防法を**図43**に示しました。

　舌清掃は太古の昔から行われています。アメリカ人の半数以上が舌清掃を行っています。舌は細菌の保存倉庫なのです。それは凄まじい数の細菌がいます。

> 細菌の巣窟・舌苔を、それでも貴方は、放っておきますか？
> 正しく舌清掃を行って、お口爽やかになりましょう。

舌清掃の功罪

開業歯科医の中には、舌清掃は舌を傷つけるので「清掃したらダメ」という方もいます。舌を傷つけたら元も子もありません。その代わり殺菌性の強い洗口剤を使う人もいます。ところが人によっては、このような殺菌剤が悪さをします。

口の中は細菌だらけです。しかし自然はうまくできていて、口の中では、細菌同士がお互いにけん制しバランスを保って生活しています。殺菌剤がこのバランスを壊すと、得体の知れない細菌が増えることがあります。しかし本書で示す舌清掃には、このような危険はありません。

著者は、1970年代から舌清掃の危険性に気づいていました。しかし、「危険だから舌清掃しない」という考えは、医者として、科学者としての敗北と考えました。「傷つけない舌清掃器具を作り、傷つけない舌清掃方法」を開発することが、医者として正しい道と考えました。その結果、生まれたものが、本書に記載している舌ブラシや舌清掃法です。

舌清掃によって味覚が鋭敏になるのは複数の論文で確かめられています。つまり、使う食塩の量も減るかもしれません。砂糖の量も減るでしょう。まさに生活習慣病予防への一歩です。「お口爽やかに、そして健康に」の大きな意味はここにあります。

しかし、力の入れすぎ・過剰なブラッシングは避けてください。神経質な方は、特に注意してください。神経質すぎる方は、1日に何回も清掃しないと気がすまない方がいます。こうなったら口臭恐怖症の可能性大です。心療内科や臨床心理士などの助けが必要です。

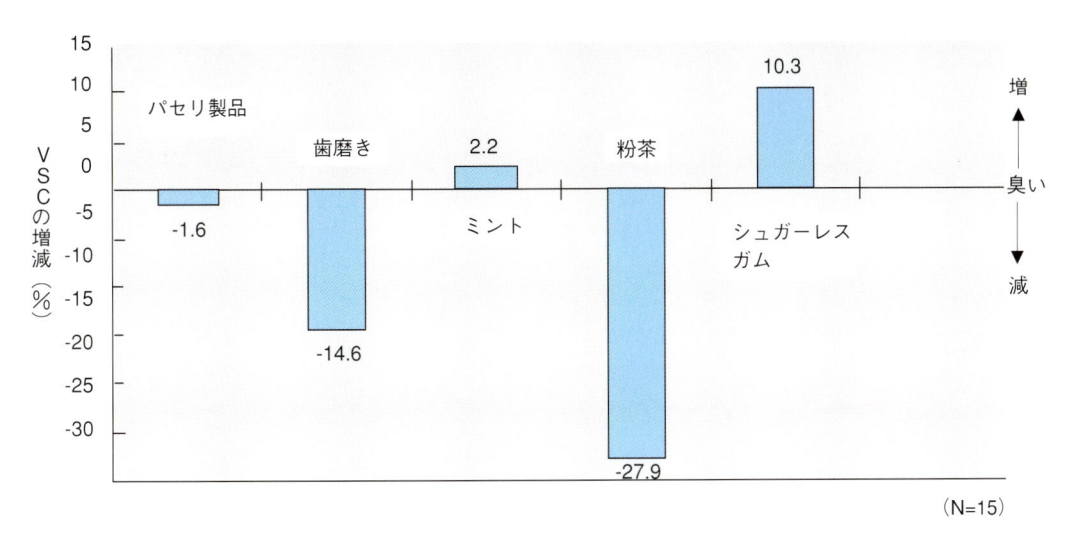

図44 チューインガム・ミント・緑茶・パセリ製剤によるVSCの増減（J. Nutr. Se: Vitaminol）

b）洗口剤、歯磨剤そしてガムやミントの使用

わが国の洗口剤と歯磨剤は国の規制が厳しいため、諸外国に比べ効果が少ない製品が多いのです。特に歯磨剤はあまり効果がありません。一般的に「口臭予防効果がある」と信じられている製品の口臭予防効果を図44に示しました。使用直後、ミントや

ガムと唾液分泌そして口臭

「ガムを噛んで唾液を増やして口臭を減らす」という考えがあります。これは科学的には必ずしも正しくはありません。砂糖入りのガムでしたら、ほとんど消えますが、シュガーレスでは口臭原因物質・VSCは減りません。

歯学部の学生71名を使った面白い実験があります。学生は、どこの国でも試験が苦手です。日頃、傍若無人な学生も試験になるとストレスが高まります。そこで、試験中と試験前後の唾液分泌量と口臭の関係を調べました。すると、試験中、唾液が減り口臭が強くなりました。人間はストレスがかかると唾液が減ります。唾液の少ない人々では明らかにVSCが増えてきます。この場合は、シュガーレスガムでも噛ませると効果があります。

このように、ストレスがかかっている時に、ガムを噛んで唾液を増やし口臭を減らすということは理屈にかなっています。現在のストレス社会には、ガムは必携なのかもしれません。

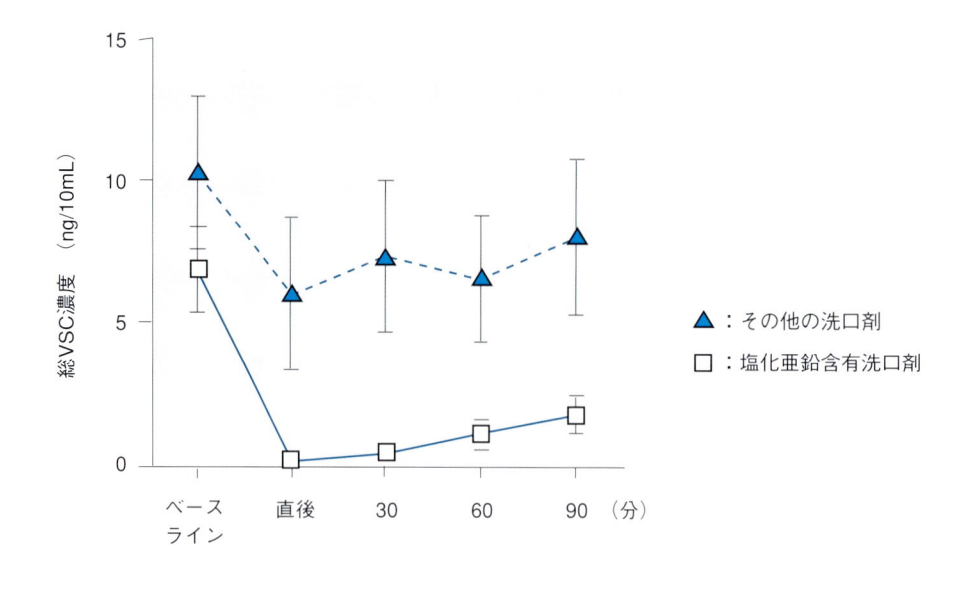

図45　洗口剤によるVSC濃度の変化（村田ほか、2002）

シュガーレスガム、そしてパセリ製品などはまったく効果がありません。ただし、香料の臭いで口臭を誤魔化すことはできます。一方、緑茶に最も効果があるのは面白い結果です。

　すべてのガムを調べたわけではありませんが、シュガーレスガムについては、他の研究者も同様の結果を報告しています。ただし、砂糖入りのガムは大きな口臭予防効果が確かめられています。砂糖はむし歯の大敵ですが、砂糖により口の中が酸性になると口臭は発生しにくくなります。

　洗口剤も多くの種類があります。規制が厳しいわが国でも、少々心配しないといけないような洗口剤もあります。わが国で市販されている中で、科学データが揃い効果的なのが塩化亜鉛含有洗口剤です。**図45**にその効果を示しました。圧倒的な口臭予防効果です。その上、塩化亜鉛は歯石沈着予防効果が高いことが確かめられています。二重の効果が期待されます。

第5章　定期健診でお口爽やかに健康に

定期的な歯石除去と歯磨き指導

　定期的な歯石除去と歯磨き指導は、歯周炎の予防のため必ずやらねばならないことです。歯周炎による病的口臭は最悪の口臭です。日本人の口臭の多くは歯周炎が原因の口臭です。しかも本人は、周りから嫌がられていることに気づきません。自分が知らないうちに、周りの人々から嫌がられていたら、どう思いますか？　これほど悲しいことはありません。爽やかな社会生活を送るため、半年に１度は歯科医院を受診するようにしましょう。

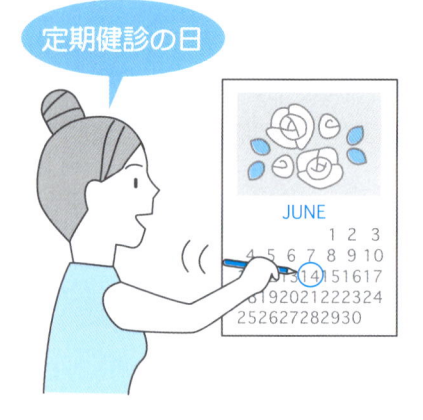

　歯周病予防は、多くの他の病気の予防につながるかもしれません。歯周病は心臓病や糖尿病などの原因の１つといわれています。歯周病が原因の１つと考えられている病気を図46に示しました。特に早産・低体重出産の原因となりえます。女性は、男性以上に歯周病予防に心がけ、歯周病になったら早期治療が必要

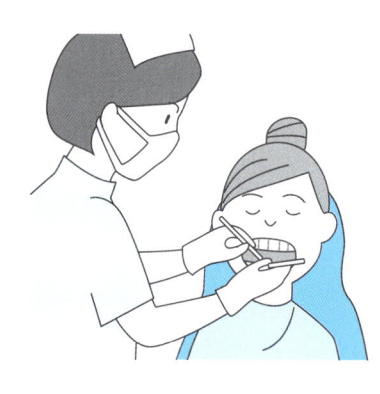

歯周炎が体の健康に影響

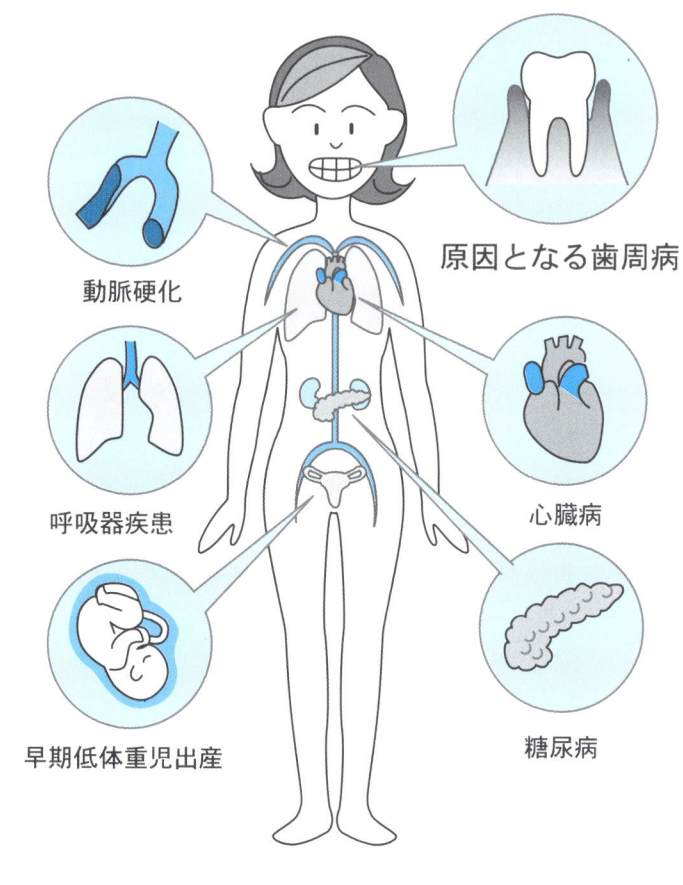

動脈硬化
呼吸器疾患
早期低体重児出産
原因となる歯周病
心臓病
糖尿病

図46　歯周病が全身に及ぼす影響

です。そうしないと、早産・低体重出産の可能性が高まるかもしれません。口臭予防は、多くの病気の予防にもつながるのです。お口爽やかに、元気な赤ちゃんを産みましょう。

まとめ；"爽やかな人生"を創る

　　WHO（国際保健機構）が重点的に進めている活動に、ヘルスプロモーションがあります。「健康増進」です。運動、禁煙、減塩など実行している読者も多いと思います。しかし、若い頃から人生を通して健康増進してきた方は少ないでしょう。人生のある時期からの、あるいは日常生活行動のわずかな一部だけの健康増進ではないでしょうか。健康増進は大多数の方にとって容易ではありません。たとえば、最も簡単な健康増進；半年に一回の歯科定期受診でさえ、数少ない国民なのですから。

　戦前までの全体主義・封建制度の下では、国民を強制的に健康増進させることも可能でした。しかし、戦後の民主主義社会では、そうはいきません。WHOも日本国政府も、民主主義；人々の人権・権利を尊重しながらヘルスプロモーションを進めています。

　民主主義を守るには、「国民の権利」の尊重と「国民の義務」の遂行が必要です。しかし、わが国は庶民が自らの手で民主主義を得た歴史がないためか、「義務」を忘れる傾向があります。欧米民主主義との大きな差です。

　著者は考えました。「混沌の時代、国民が自らを守るためには、ヘルスプロモーションは権利でもあり義務でもある」と。今の健康保険制度・年金制度が、将来堅持できると思えない時代です。健康という最低限の権利を守るために、ヘルスプロモーションは義務となりつつあります。

　自立心が芽生え始めた小学生ごろから、ヘルスプロモーションを学べば、一生"爽やかな人生"を送れるはずです。その小学生のヘルスプロモーションについて著者は研究していますが、大人になったらもう遅い、とは考えていません。「健康増進はダイエットなど辛いことが多い」ことを大人は知っています。しかし、口の健康増進は辛いことはなく、せいぜい半年に一回の歯科定期受診だけです。「お口爽やかに、そして健康に」を実行し「爽やかさ」を体験すれば、あらゆる健康増進が意外と「快」であることが分かります。あなたが何歳であったとしても、今から「爽やかな人生」を創ることは可能なのです。

―著者略歴―

八重垣　健（やえがき・けん）

1979年	日本歯科大学新潟歯学部歯学科卒業
1983年	久留米大学大学院医学研究科修了（医化学，口腔外科学専攻）
1984年	Post Doctoral Fellow, Prof. Tonzetich Lab., The University of British Columbia Faculty of Dentistry
1987年	日本歯科大学新潟歯学部口腔衛生学講師
1988年	同大学助教授
1995年	Director of Oral Malodor Clinic, University of British Columbia Faculty of Dentistry
1997年～	Full Time Clinical Professor, Department of Oral Biological and Medical Sciences, University of British Columbia
2004年～	日本歯科大学生命歯学部衛生学講座・同大学院教授

お口爽やかに！　そして健康に

定価（本体3,500円＋税）

平成20年11月17日　第1版第1刷

著　者　　八重垣　健
発行者　　百瀬　卓雄
印刷所　　株式会社 七映

発行　わかば出版株式会社
〒112-0004　東京都文京区後楽1-1-10　TEL 03(3816)7818　FAX 03(3818)0837

発売　デンタルブックセンター　株式会社 シエン社
URL　http://www.shien.co.jp

表紙デザイン・本文イラスト／長島八千代　　編集・DTP／(有)インテル

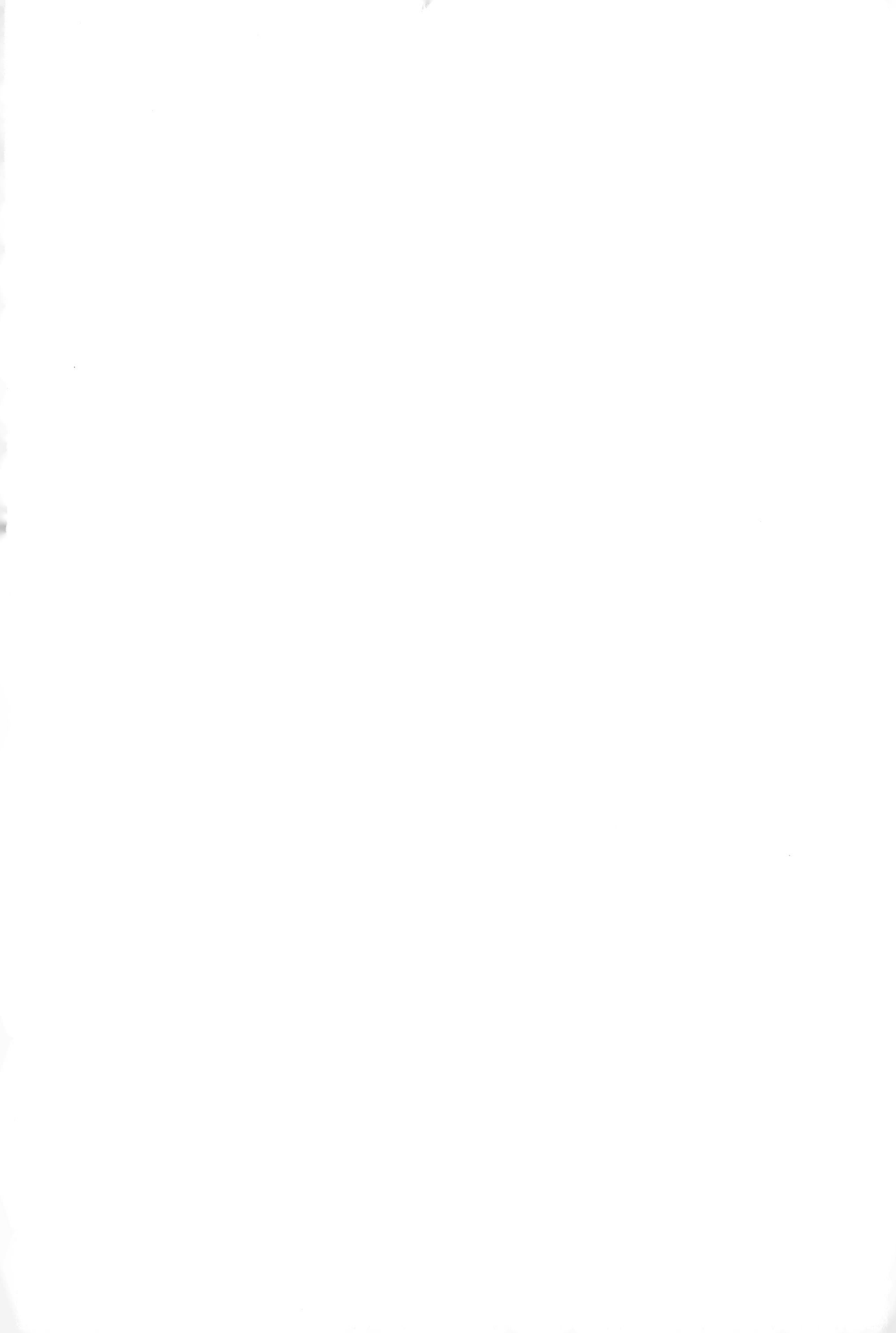